生殖系统健康
自我管理手册

主编 尚金星 王晓玲 高 霞

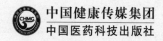
中国健康传媒集团
中国医药科技出版社

内 容 提 要

本书介绍了生殖健康方面的基本知识，当我们的身体发出健康警示的时候，我们可以对自己生殖系统产生的疾病进行分析、诊断，找出原因，确定病情，运用外用凝胶栓剂对自己的疾病进行治疗，控制疾病发展，缓解临床症状，恢复生殖健康，避免因治疗不及时加重病情，给健康带来危害。同时，掌握预防、保健等多方面知识，从生活细节入手，适时进行生殖健康护理，防病于未然，确保生殖系统健康。

图书在版编目（CIP）数据

生殖系统健康自我管理手册 / 尚金星，王晓玲，高霞主编. —北京：中国医药科技出版社，2019.5
ISBN 978-7-5214-1183-6

Ⅰ. ①生… Ⅱ. ①尚… ②王… ③高… Ⅲ. ①生殖健康－健康教育－手册 Ⅳ. ①R169.1-62

中国版本图书馆CIP数据核字（2019）第083988号

美术编辑 陈君杞
版式设计 南博文化

出版 **中国健康传媒集团** | 中国医药科技出版社
地址 北京市海淀区文慧园北路甲22号
邮编 100082
电话 发行：010-62227427 邮购：010-62236938
网址 www.cmstp.com
规格 880×1230mm $^1/_{32}$
印张 $4^7/_8$
字数 101千字
版次 2019年5月第1版
印次 2020年3月第2次印刷
印刷 三河市万龙印装有限公司
经销 全国各地新华书店
书号 ISBN 978-7-5214-1183-6
定价 **29.00元**

获取新书信息、投稿、为图书纠错，请扫码联系我们。

前言

医学是关于人类同疾病作斗争和增进健康的科学，是医生与病人、医药与健康、疾病与治疗之间的相互关系的研究，是实践到理论，再由理论到实践的研究发展过程。但是，我们认为医学本身首先是一门管理学。我们应该尝试着把管理学引入医学，将自己的健康管理起来，通过预防、保健、治疗等措施，减少疾病的发生与发展，避免重大疾病的发生。

中华民族的崛起需要无数健康的生命做支撑，近代以来，被外国列强称为东亚病夫的历史将一去不复返。然而，越来越富足的生活，越来越文明的社会，人们的健康出现太多的遗憾！英年早逝，未老先衰，到处可见的年纪不大就挂起了"拐杖"，坐上了"轮椅"，本不该发生的疾病发生了，日益增多的各类癌变严重困扰着我们的生活，这种现象与40年来的改革开放日新月异的社会进步形成严重的不协调。我们从惨重的代价中成长起来，无论是专家和百姓都意识到了健康的重要性。在健康方面，不能让无知断送我们，可喜的是，从健康出发，我们更多的人会在消费面前由感性变为理性。从政府到民间，各种方式，各种渠道，全民大健康已经到来，这是正确的选择，这是民族振兴的希望。然而，目前的全民大健康状况仍然严峻，尤其是作为常见病、多发病的男女生殖系统慢性炎症难以治愈对人们的健康造成威胁。

据有关资料显示，以男性生殖疾病为例，世界范围内，仅男性前列腺癌发病率在男性所有恶性肿瘤中位居第二。在美国，前列腺癌的发病率已经超过肺癌，成为第一位危害男性健康的肿瘤。亚洲国家前列腺癌的发病率远远低于欧美国家，但近年来呈现上升趋势。2014年，杭州市一家医院1~6月份与去年同期相比前来做前列腺癌手术的患者多了50%。同时显示，前列腺炎的发病率越来越年轻化，生殖健康问题不得不引起我们的强烈关注。

中华民族几千年来的封建意识形成的男女授受不亲的观念，阻碍了性知识的正常传播，就这样，性知识没有正当合法的传播渠道，戴着面纱，不可言传，每个人琢磨一生也未必能够搞明白生长在自己身上的生殖器官功能，也无法了解生殖器官发育、成熟、衰退等全过程，更不知道在各个阶段如何认识它，保健它。没有人把性生活、性行为作为科学来对待，性与性生活的科普教育也比较少，仅仅是优生优育的教育已不能满足生活的需要。改革开放之后，随着国内外人员交往日益频繁，西方性观念的影响，互联网的发展，在人们还没有正确了解生殖系统健康管理的时候，助推了性行为的防护不当或无序，性生活的不科学性以及性病的快速传播，导致了人体生殖系统出现了诸多不健康问题，加强生殖健康知识教育与增强生殖系统健康观念已成为人生的"必修课"。

多年来，我们致力于中医内病外治理论与实践的探索，克服重重困难，在运用中药抗菌剂通过阴道或直肠给药治疗生殖系统慢性炎症方面有所收获，许多慢性炎症得到较好的治疗。在此过程中，对于慢性炎症的发生、发展及治疗有了更深一步的理解与判断，因此，写成本书。这里愿与各位专家或读者一起探讨，共同助推人类医学进步与发展。

本书写作中曾得到武汉科技大学附属医院男科主任医师吕中林、华中科技大学同济医学院教授（博士）梁勋厂等专家的指导，这里一并表示感谢！由于受时间与环境的制约，写作中可能有不当之处，敬请各位老师批评指正。

编者

2018年12月

目录 MULU

第一章　生殖系统健康管理概述

世界卫生组织1988年提出生殖健康概念，并作出解释："生殖健康是指生殖系统及其功能和过程所涉及的一切事宜，包括身体、精神、社会等方面的健康状态，而不仅仅指没有疾病或不虚弱"。同时，世界卫生组织还明确了生殖健康的定义，其内容："生殖健康表示人们能够有满意的而且安全的性生活，有生育能力，可以自由选择是否或何时生育及生育多少"。世界卫生组织提出的生殖健康概念对个人、社会、国际等方面提出要求，从个人的角度对生理、心理、行为等方面提出要求。其实，生殖健康概念已经包含了生殖健康管理概念，也是本书撰写的指导思想。不过，本书研究的重点内容为生殖系统疾病的防治，生殖系统疾病的防治无疑是生殖健康管理的中心环节。

生殖系统健康关系到生儿育女、爱情生活、家庭幸福等问题。因此，一个人从青少年时代开始就要懂得一些生殖发育与生殖健康方面的知识，一直到恋爱结婚，必须对生殖健康问题有所了解，正确树立健康观念，保持健康心态，并对自身生殖系统进行适当的预防、养护、保健，免遭生殖系统健康问题给自己带来的麻烦；对于成年人来讲，更应该知道生殖健康的重要性，减少生殖系统疾病的发生。一旦发生疾病，在发生的初期，就应该及时治疗，避免病情加剧。尤其是生殖系统已经出现过问题的朋友，更应该对自己的生殖系统状况进行全面评估，从生理、心理、行为等方面入手，加强治疗、保健、养护等健康管理，改善生殖健康状况，确保能够正常生活，不至于引发更为严重的疾病。

总之：增强生殖健康意识，学习生殖健康知识，开展正确的婚姻恋爱，提高生殖养护能力，加强生殖系统疾病的防治，促使人们从生理、心理、行为、环境等多方面保持生殖系统健康发展。这就是生殖系统健康管理的基本概念。

一、生殖系统健康状况

据相关报道：2013年中国抗生素总用量约为16.2万吨，其中48%为人用抗生素，其余为兽用抗生素。其结果就是抗生素通过食物链进入人体。包括广东在内，江苏、上海等华东地区，调查显示有近六成儿童的尿液中含有抗生素，甚至在儿童体内检出了3种一般只限于畜禽使用的抗生素。由此可见，抗生素造成的环境污染已经十分严重。然而，医院里治疗生殖系统慢性炎症仍然以抗生素为主要药物，并非起到很好的治疗作用。

在武汉几家医院调查得知，目前为止，治疗前列腺炎仍然是以抗生素治疗为主。其实医生也很明白，抗生素治疗慢性生殖系统疾病是不解决根本问题的，但是，他们也没有很好的治疗措施。患者求医，总不能推之门外。一位外科医生说：我们这里什么样的治疗药品都有，西药、中药、医疗器械、贴剂等，包括中药外用栓剂在内，但是，前列腺炎就是治不好。他一再郑重表示，前列腺炎是治不好的。他的话并没有错，前列腺炎首次发病用抗生素比较有效，再次发病治疗效果就差了，到医院去治疗，使用抗生素治疗7天，很少能彻底治愈。治不好怎么办？再带点西药或中药回去服用，就这样，久治不愈，多数发展成慢性前列腺炎，慢性前列腺炎的下一个阶段就是前列腺增生，再发展下去部分前列腺增生就可能出现前列腺癌，当然，这是一个漫长的过程。这就是目前医学界对前列腺炎的看法和治疗状况。女性慢性盆腔炎、附件炎等一系列慢性炎症的治疗也是同样，极少数医院在临床中尝试着以传统的灌肠法进行治疗，由于药方配伍简单，总体治愈率不高，再者，治疗过程比较麻烦，治疗设备比较粗放，治疗效果比较差。所以，医院基本上还是以抗生素点滴为主，也有很多辅助治疗方法，如：贴剂、按摩、微波、理疗等，效果都不能令人满意。原因很简单：贴剂一般以疏经通络、缓解疼痛为主，一来渗透力不够，二来，使用方法不稳定，影响效果；按摩仅仅是疏通经络，轻则力不到位，重则伤害病灶部位，技术难把控，同样存在一个问题，不能杀死细菌病毒；微波、理疗等均为促进局部血液循环，缓解症状而已，很难根治慢性炎症。原因是，上述方法都不能解决器官代谢紊乱的问题，不能从根本上解决慢性炎症的问题或受损细胞的修复。总之，缺乏简易高效的治疗药品，致使慢性炎症疾病患者越来越多。前列腺炎、盆腔炎、输卵管炎等无数生殖系统疾病患者都在等待疗效好的药品的出现。有资料显示，女性生殖系统疾病的癌发率比任何器官的癌发率都高。乳腺癌、宫颈癌、子宫内膜癌、卵巢癌等癌症发病率几乎占女性癌症发病率的50%以上。那么，接下来我们谈谈生殖系统健康到底出了什么问题。

男性生殖系统健康日趋恶化。在上海召开的"首届亚太地区男科学论坛"传出信息，目前国际上成年男子精子生成量比100年前减少一半；50岁左右的男性中40%患有不同程度的前列腺疾病……据世界卫生组织调查显示，我国男科疾病发病率高达51%，20~40岁之间的男性20%患有前列腺炎，40岁以上的男性50%以上患有前列腺增生。男性中16%患有泌尿生殖系统感染。男性泌尿生殖系统疾病成为困扰男性健康的主要隐患，如前列腺炎、前列腺增生、睾丸炎、附睾炎、精囊炎、阳痿早泄、肾盂肾炎等都是危害男性健康的常见疾病。

女性生殖系统健康不可忽视。据有关调查报告，已婚妇女生殖道疾病患病率为36.9%，患病率从高到低依次为宫颈疾病27.5%、阴道炎7.7%、附件炎1.0%、妇科肿瘤0.6%、子宫颈癌0.05%。宫颈疾病占所有妇科疾病首位，其中宫颈糜烂患病率为20.3%。目前，女性自我保健意识和能力较弱，对健康服务需求非常迫切，对生殖系统健康教育知识平均知晓率为36.4%。因此，应对妇女开展多元化健康教育，引导妇女转变观念，加强生殖系统保健意识，养成良好的健康行为，以减少妇科疾病的发病率。

影响生殖健康的原因很多，有环境因素、药物因素、性格因素、生活方式、生活观念等。总体来讲有以下多方面原因：

1.性行为缺乏防护或不当，是生殖系统疾病传播和滋生的主要来源。

2.缺乏有效的药物与治疗方法，患者利益受到伤害，不愿大胆接受治疗，造成病情延误加重。

3.病轻了不在意，病重了又治不好，缺乏保健和养护观念。

4.传统观念形成的生殖健康问题不愿摆在桌面上讲，医患之间缺乏沟通和交流，甚至夫妻间也不愿沟通，治疗起来缺乏判断的准确性。

5.情志不畅，压力过大，抵抗力低下。女性会出现痛经、乳痛等疾病。

6.治疗期间不能有效禁止同房、酗酒、辛辣饮食等行为，增加了生殖疾病反复发作的频率。

7.医院滥用抗生素，抗生素对环境的污染等，直接或间接地造成人体产生抗药性，降低了治疗效果。

8.兽用抗生素经食物链进入人体对人类健康造成危害。

上述八个原因是造成生殖系统疾病的主要原因。这些原因中，有的一句话可以说得清楚，有的一句话说不清楚，涉及方方面面。这里，我们侧重来谈谈第一个原因：性生活缺乏防护或不当造成的生殖系统疾病。

（1）手淫频繁。多数前列腺病患者年轻时都有频繁的手淫经历，伤害肾功能及植物神经功能，引发炎症，或前列腺炎，或精索炎，或睾丸炎等，甚至出现阳痿早泄。通常，夫妻同房阴茎在阴道里蠕动，比较润滑，阴茎受到的刺激比较弱，加上情绪的呼应，容易引发激情，射精比较自然，顺理成章。手淫就不同了，没有润滑，摩擦力强，阴茎海绵体过分充血，造成前列腺及其生殖系统过度紧张，射精有强制性特征，容易对前列腺或神经造成损伤。由于射精属于植物神经控制，频繁手淫无疑会伤害植物神经功能，出现神经衰弱、睡眠不好、夜间盗汗等肾虚症状，久而久之，会导致阳痿早泄。

（2）滥用性药。有些人希望用性药来提高性功能，其实欲速则不达。性药不是不可以使用，只能是必要情况下使用，或是年龄较大的人偶尔使用，而且尽量少用，频繁使用会出现肾功能透支，透支过多，即便吃了性药，也不能勃起。几年前，一位朋友找到我说，他没有性功能了，怎么也勃起不了，吃药也不行了，让我给他想一个办法。这位朋友是一位老板，当年65岁，身材高大，对他的情况我没有多问，也不需要多问，于是，专门给他泡了滋补药酒，大约喝了大半年之后，性功能才得到了恢复。现在，几年过去了，这位朋友70来岁，中风两次，坐在轮椅上，还伴随着尿失禁，用着纸尿裤。他和他的家人都清楚，他随时都有危险。因此，不让他出远门。其实，他年龄并不算大，像他这样的年纪的男人，正在干事业的还很多，可他已经不行了。这件事情给予我们很多启示，提醒我们，生殖健康非常重要，我们更多地需要保健它，滋补它，不可过分损害它。严重的肾脏亏虚或生殖器官出了问题，心脑血管、内分泌失调等慢性病加剧，人体衰老进入快车道。人属于智慧动物，尽管有动物性成分，但是，做事一定要有理智，孰轻孰重，不言而喻。

关于性药的危害，还有很多。有些人会出现面色潮红，头发过早变白，这都属于性药带来的肾亏症状。性药的特点是让阴茎快速勃起，解决暂时需要。也有厂家宣传性药可以补肾，治疗阳痿早泄，甚至还说可以治疗前列腺炎，这种说法，有夸大宣传嫌疑。一般激素类性药对肾脏没有补益功能，只是暂时增加血液中激素含量，引发性欲。一般说来，做爱时间不超过十分钟为宜，吃了性药会大大增加了做爱时间，长时间作用，会严重伤害女性宫颈及其盆腔、附件等，这是妇科疾病出现乱象的第一原因，同时也会造成男性前列腺伤害，引发前列腺炎。

（3）长期使用避孕套。避孕套是用来避孕的，在女性排卵期可以使用，以免意外怀孕。但是，不要长期使用避孕套，或者改用其他方式避孕。一则塑料橡胶制品，在阴道内属于异物摩擦，男女都有不舒适感，阴道与阴茎不能生物性接触，阴道内体液诱发受到限制，长时间粗暴运动，造成阴道性腺分泌不足，出现干涉现象，会对宫颈、阴道造成伤害，是诱发宫颈炎、宫颈糜烂的原因之一；二则精液由精子与前列腺液组成，精液是弱碱性的，主要是保护精子活动，具有杀菌抗炎功能，可使精子存活时间达4~6小时，如果精液不能释放在阴道里，阴道缺乏精液的滋养与保护，不利于阴道环境的健康。长此以往，阴道抵抗力下降，容易出现阴道细菌感染。有些人做爱过后立即清洗阴道，这种做法是错误的。做爱过后清洗外阴是可以的，不能对阴道清洗过多，如果觉得有不舒服状况，最好用一支抗菌凝胶，安然无恙。有的阴道用药1天2次，也是不科学的，阴道长期用药也是错误的，因此，中药抗菌栓剂针对宫颈糜烂、息肉等慢性炎症要求2天用1次即可，尽可能保护阴道内的生态平衡，当然，如果针对霉菌或HPV病毒等一些顽固的细菌或病毒进行治疗时，那就需要一天一次，或一天二次，因为这属于一段时间内重要的疾病治疗，孰轻孰重，不言而喻。

（4）性病的传播。目前，国际上将20多种通过性行为或类似性行为引起的感染性疾病列入性病范畴。较常见的性病有淋病、梅毒、非淋菌性尿道炎、尖锐湿疣、沙眼衣原体、软下疳、生殖器疱疹、滴虫病和艾滋病等。其中，梅毒、淋病、生殖器疱疹、尖锐湿疣、软下疳、非淋菌性尿道炎、性病性淋巴肉芽肿和艾滋病等8种性病由于易发病、难治愈和危害巨大等原因被列为我国重点防治的性病。

性病之所以被冠以"性病"这个颇为不雅的名称，与其传播方式密不可分。性病可由病毒、细菌和寄生虫引起，由病毒引起的性病有生殖器疣、生殖器疱疹等。由细菌引起的性病有淋病、梅毒等。疥疮、滴虫病和阴虱是由寄生虫引起的性病。性接触和不洁性行为是性病传播的最主要途径。间接接触传播，血液制品传播，母婴传播，职业性传播，医源性传播等等，都有可能成为性病传播的途径。

抵制性病的传播，是生殖系统健康管理中的关键问题，如果一个人为了一时的精神满足，不能克制自己，或者不去采取有效的预防措施，连健康都不顾，那说明这个人是没理智的，早晚是要出问题的。尤其在各类性病日益扩散的今天，预防是必须的，也是首先要考虑的，一是性伴侣不能过多，交叉感染是性病传播的主要途径，首先要珍爱自己，不可糊涂；第二，自己有病时要及时治疗，不要带病"上岗"，害人害己。总之，自己的健康自己做主，自己的生命自己把握，生殖健康从自律做起。

二、生殖系统健康管理的特殊性

所谓生殖健康管理的特殊性，主要想谈谈，生殖系统疾病治疗与其他疾病治疗有哪些不同的地方，管理起来有什么特殊性，这不是指疾病本身，而是指疾病的环境因素，生殖系统疾病与其他疾病相比，它的特殊性有以下几个方面：

1.生殖系统疾病属于隐私，不利于疾病的发现与治疗。我们看到，每个人都会有疾病发生，要么感冒发烧、要么筋骨疼痛，甚至高血压、心脏病等。这些病说起来不难听，朋友问起，可以直言相告，并且还可以探讨交流治疗与保健经验，好像很正常。但是，生殖系统疾病，一般关系的朋友，不会坦言相告，属于个人隐私，好像说出来有点丑似得，或者说影响个人形象。这种观念来源于封建思想造成的不良的心理因素。一则男女授受不亲思想的影响，公开场合不可以谈论生殖问题的，不但不雅，这会误认为与性行为有关，或存在思想意识问题等等；二则即便是对医生讲述自己的生殖疾病也会顾虑有不检点之嫌，年轻男女更是羞于启齿，像是暴露了自己的缺陷，医生也不好意思刨根问底儿、追查病因，就这样作出简单的诊断、简单的治疗，医生也无法跟踪，医院也缺少回访机制。治疗生殖系统疾病需要与医生密切配合，多数人做不到，存在一定障碍，这就是生殖系统疾病治疗的特殊性之一，因此，生殖系统疾病自我管理显得格外重要。2016年春天，遇到一件事，使我感到非常欣慰：一位母亲，竟然非常了解她的年近30岁的儿子的所有生殖系统疾病的状况，这位儿子在大学时可能由于频繁手淫或憋尿造成前列腺炎，两年来，一直下腹疼痛，尿路堵塞，前列腺已经出现肥大增生。结婚几年了，一直未能生育，以前吃了2年的中药汤剂以及各类名牌保健品，病情好一阵坏一阵，没有得到解决，每天仍然是下腹疼痛，尿路不畅。在使用中药抗菌剂的治疗过程中，开始也不相信，抱着试试的态度，用了1个星期后，效果显示出来了，尿路通了一些，腹部疼痛轻了一些，于是，有了信心，打算坚持治疗。母亲电话告诉我，儿子病情解决到了什么程度？儿子有没有阳痿早泄？几天会出现一次遗精？遗精出来的精液颜色是什么样的？中药抗菌剂治疗几天后有什么样的变化等等？这些情况，作为母亲都了如指掌，这说明儿子与母亲是可以完全沟通的。儿子完全在母亲的指导下，用中药抗菌剂控制了前列腺肥大的发展。母亲高兴地说，他的病好了，我还等着抱孙子呢！母亲和儿子能够如此的沟通交流生殖疾病状况，是我第一次遇到的。时隔两年之后回访，这个年轻人的前列腺问题仍然很正常，母亲很高兴地告诉我，她已经抱上孙子了。这个情况纯属个案，天下的父母有几个能做到这一点呢？关于生殖健康知识的教育问题，孩子小的时候，对生殖健康知识不懂，也不好讲。孩子大了，也管不着了，经常也不见面，即便经常见面，作为父母，也不好经常关心子女的生殖健康问题。再说，作为父母，对生殖健康知识也了解很少，怎么能传授呢？所以，本书就是弥补这一不足的。打开人们的思想禁锢，把生殖系统健康摆在桌面上讲，把私密变为阳光，教会大家如何进行生殖健康管理，预防疾病的发生发展，把疾病消灭在萌芽状态，疾病自然会远离我们。

2.生殖疾病具有公共环境卫生特点。我们认为，生殖系统疾病是常见病、多发病，与每个人的生活都息息相关，它与许多其他疾病显著区别在于传染性，它不仅仅是患者本身的病痛，它可以通过性伴侣的感染进行疾病传播，影响整个社会公共卫生环境，影响人口和生育，对人们的生活影响极大，给社会及政府卫生部门带来压力，是各级政府必须加以管理的医疗事务，所以，生殖系统健康管理具有特别重要的意义。1988年，世界卫生组织提出的生殖健康概念对个人、社会、国际等方面提出要求，从个人的角度对生理、心理、行为等方面提出要求，这就是生殖健康的特点，也是生殖疾病与其他疾病的区别。

3.生殖疾病完全可以预防，这与其他疾病的发生有所不同。生殖系统疾病一般是有发生、发展的过程，在一发生的时候，就会有异样的先兆，或者痒或者痛。不像感冒发烧，一不留神就会发病，挡都挡不住。在生殖系统发病时就进行干预，或事先进行预防，完全可以避免事态的发展。生殖系统疾病产生的原因较多：只要有一定保健常识的朋友，学会预防和控制生殖系统疾病的发生是很容易的，尤其等朋友们把这本书看完之后，各位朋友对生殖系统疾病的发生、发展、后果就有个比较清晰的思路了，到时候，完全可以对自己的生殖健康进行管理。

4.中药抗菌剂的可应用于生殖系统疾病的防治，我们知道，以往，生殖系统疾病治疗由于没有很好的药物，治疗起来比较复杂，现在，由于中药抗菌剂的应用，生殖系统疾病治疗起来就显得较容易，患者自己就可以进行治疗。

尽管中药抗菌剂治疗生殖系统疾病比较简单，那只是治疗过程，但是，治疗前的诊断还是必须的。疾病诊断清楚了，对症下药，药到病除。生殖系统疾病严重时，到底发生了什么？自己不容易做出判断，必须到正规医院进行专项检测，尤其需要诊断是不是出现病变？或者炎症属于什么的病毒引起等？通过检测，对于严重疾病需要在医生的指导下进行治疗，排除严重疾病后，就可以选用适合自己病情的中药抗菌剂进行治疗以及保健、预防等。由于生殖系统慢性疾病多数属于慢性炎症、糜烂、肥大、息肉、增生等，中药抗菌剂又属于外用栓剂，阴道与直肠给药，治疗中不存在更多的意外发生，安全有效、简单方便，居家或出差在外均可进行治疗。治疗时根据药物使用说明或注意事项进行治疗就行了。如果中药抗菌剂治疗几天后不见效果，那就要返回医院进行深度检测，再次确认病情是否有变化，一般这种情况比较少见，但误诊的情况也是有的。

目前来讲，有些生殖系统疾病如：重度宫颈糜烂、前列腺增生肥大等，多数患者最终还是进入了手术室，进行了挽救性手术剜割，造成巨大伤痛，这种治疗也不能保证病情不再复发。生殖系统健康管理是指结合中药抗菌剂进行治疗、保健、养护等全过程，不仅仅是治疗，更多的是保健和预防，防病于未然。对于市面上、药店里那些妇科凝胶，在选择时要慎重。在治疗疾病方面，我们不能贪图便宜，俗话说：黄金有价药无价，能治病的药，就是贵一点也值得，不能治病的药，不但花了钱，还耽误了最佳的治疗时间，延误了病情，造成了病情的恶化，细算起来是不值得的。如果病情不严重或是刚刚开始，只是稍有不舒服，就不要用药，可以通过提高身体抵抗力来消除妇科炎症，这种方法，可以从根本上解决问题，也属于生殖健康管理的另一方面内容。

三、生殖系统健康管理面临的困扰

现在，我们提倡生殖系统健康管理，这当然是一个非常好的概念，但是，能不能实现呢？从目前看，生殖健康管理面临许多困扰。

1.生殖系统疾病为何难以彻底治好？

（1）生殖器官是特殊的器官，与我们的日常生活息息相关。它生长在一个阴暗潮湿的部位，容易滋生细菌。对女性来说，养护起来也比较麻烦，对男性来说，缺乏养护产品，加上性知识缺乏，也不知道该如何养护；

（2）它是人体排泄毒素和糟粕的通道，容易引起感染，一不小心，有可能出现炎症；

（3）它是性生殖器官，一年四季，不分季节，性生活不当，人为伤害频繁，没有自然的生理修复期，一旦发生炎症不及时治疗就会蔓延；

（4）它是生育器官，女性节育、生育、育后等过程中容易在环境与人为情况下造成伤害；

（5）生殖系统是性激素分泌器官，年龄因素、情绪因素、营养因素、保健因素等对它都有影响，若有不当，容易形成气瘀血，出现内分泌紊乱，造成个别器官代谢异常，出现疾患。

治疗不当，造成此起彼伏，迁延不愈；

（6）个人防护不到位，生活不当难避免，医院看病太麻烦，工作繁忙缺乏时间，药费虚高经济压力大，小病想坚持，大病跑医院，病情好转一些就不想再花钱！这些都是生殖系统疾病难以彻底治愈的因素。

据报道，全国约有2.6亿人患有慢性炎症，严重影响着人们的生活质量。慢性炎症影响健康，造成免疫力低下，一旦形成重病，就难以彻底治好，但是，我们要改变这个事物的必然性。只要我们能够加强生殖疾病自我管理，我们有能力解除这一困扰。

2.为什么医疗机构对待慢性炎症没有好办法？

（1）对于慢性炎症病程比较长，多数患者，人心浮躁，不能按时用药，药效难以保证；

（2）现在的中药多数不是野生的，而且还有一些药品更换成代替的合成药成分，合成药成分造成药力差现象，缺乏治疗效果满意的药品，诚然，治疗效果打了折扣；

（3）现在的人比较注意营养保健，身体体质与古代人的体质完全不同，用过去的药方子的药量治疗现在人的疾病，可能有较大差异，药量可能不能满足治疗需要；

（4）有人说现代生活，70%的疾病是精神与情志引起的，我们比较认同这一观点。比如，乳腺增生、子宫肌瘤的治疗，必须先看心理医生，然后，再用药物治疗。如果心理压力不能很好解除，疾病也难以治愈。

3.抗生素滥用带来的新困惑。我们承认：多少年来，抗生素的应用，减少了急性炎症对人们的伤害，在临床治疗中发挥了巨大作用；西药的应用，也能快速缓解一些中老年疾病，为延缓人类寿命，增进健康作出了巨大的贡献，然而，一个世纪过去了，西医西药经过历史的考验，除了他的优点之外，人们又面临着抗药性带来的新的困惑。

四、如何进行生殖系统健康管理

我们讲到的生殖系统健康管理实际上是生殖系统健康自我管理，也就是说，经过本书的学习或培训，患者运用中药抗菌剂针对自己发生的生殖系统疾病，进行自我诊断与治疗，这是完全可以实现的。那么，如何进行生殖系统健康管理呢？这个问题是本书的核心部分，但是，相关的预防、保健、治疗等产品支持问题以及中药抗菌剂的理论问题在其他章节中会分别讲述，这里只是从管理角度做一个简单的分析。

1.提高生殖系统健康管理意识，转变观念，克服封建思想，把生殖系统健康作为生活的重要部分切实管理起来。提高道德修养素质，正确处理异性相处关系，树立健康的人生价值观。

2.加强生殖系统健康知识的学习，明确各器官的功能和疾病预防措施，做到不光知其然而知其所以然，对自身生殖系统健康问题能够做出正确的评估。加强预防、保健意识，拒绝传染、预防感染，使自己生殖系统保持健康水平，一旦发生异常，及时进行相应处理，不要给疾病的发展留下机会。

3.要珍爱自己，真爱异性，做任何事情都不能过分，"过"即错！这一点强调的是，健康从自我做起，只有自己了解自己，只有自己能够控制自己，自己的健康自己才能做主。

4.在生殖器官出现症状时，可选用一些确有疗效的产品进行治疗，建议大家选择中药抗菌剂：一则减少抗生素对人体的伤害；二则，阴道或直肠给药，药力较大，多种疾病一起治疗。

理由很简单，生殖系统比较集中在人体的下腹部，前置可通过阴道给药，后置可以通过肛门将药液推注于直肠，药液通过黏膜渗透整个盆腔，其中包含前列腺在内的整个下腹部生殖系统，解决下腹部各科慢性炎症，其中包括慢性阑尾炎、直肠炎、肾囊肿等。

5.对自己生殖系统健康做出评估。根据自己掌握的情况，分析疾病的来源。是传染来的炎症呢？还是自身引起的呢？疾病发生的时间有多长了呢？是3个月？还是半年？还是3年？还是五年？这是评估的方法，你就可以做好思想准备，是治疗10天？还是1个月？还是3个月？治疗时间与病程长短是有关系的。在治疗中是病情逐渐减轻或是过一段时间疾病好转上了一个台阶？还是治疗期间没有反应？等等，正确评估，适时评估，对于慢性病的治疗要树立足够的信心，不能三天打鱼两天晒网，也不能今天换这个药，明天换那个药。最后，花了钱，也没达到满意效果，还会满腹抱怨。药物再好，不能配合治疗，往往是半途而废。只要对症，用了有效果，就要坚持，坚持就是胜利！

6.合理用药。为什么说中药抗菌剂在使用中，可以隔天使用一支，仍能保持治疗效果呢？我们是这样认为的：

（1）药效持续时间长。中药抗菌剂，外用产品，药液直达患处，在治疗疾病时，药液是通过黏膜吸收横向渗透，逐渐扩大药液浸润范围，存留于肌肉组织与筋脉经络之间，不像西药和口服中药那样通过肠胃吸收、肝肾代谢，药力消耗大而且代谢快。中药抗菌剂具有缓慢代谢的特点，在人体内停留的时间比较长。虽然，疏经通络，行走经脉十分迅速，即疏经通络很快见效，但是，药液在血管之外，一小部分随血液流到远处，多数会长时间保留在局部位置发挥治疗作用；

（2）具有缓慢释放的特点。中药抗菌剂属于凝胶制剂，缓慢释放，根据药量大小，会在4~10小时完全溶于肌体，并在机体内发挥作用，药液完全被代谢出体外可能要一天半左右，甚至时间更长，这取决于药液的剂量与所处的部位；

（3）慢性炎症治疗急也没用。慢性炎症的治疗也不能着急，要慢慢来，你就是用药次数再频繁，伤筋动骨也要一百天，糜烂粘连肥大增生的组织细胞想恢复原来一样健康，是需要时间的，不单单是杀死了细菌病毒、疏通了经络就可以实现康复的，需要细胞修复再生；

（4）为患者减轻治疗费用。中药抗菌剂隔天用药也能起到治疗效果，就无需天天用药，加大患者负担，当然，比较严重的病毒或细菌性炎症还是要天天用药，以控制病情的扩散，比如严重的盆腔炎、前列腺炎、阑尾炎、尖锐湿疣等。对于以急性炎症为主的可以天天用药，对于那些已经有多年病史的慢性炎症，明确知道需要100天才能治愈的病情如：宫颈糜烂、宫颈息肉、前列腺增生肥大等，需要自身慢慢来修复的疾病可以隔天使用，如果隔天使用病情会立即反弹者，还需要天天用药，那说明炎症很严重，比如前列腺炎，天天用药，尿路非常畅通，隔天用药就出现不畅通，这样的情况下就不能隔天使用。除此之外，一般都可以隔天使用，直至痊愈。

7.遵循规律。生殖系统疾病属于多发病、常见病，根据个人抵抗力的高低变化，有时候有些异常，比如说，性生活过后，或是坐得太久，或饮酒、食辛辣食物等，男性尿道有微痛或排尿时有刺痛现象，抵抗力强的朋友过两天会自动消失，抵抗力差的朋友就会演变成尿道炎症，治疗及时很容易就治疗好了，治疗不及时，炎症就会蔓延到前列腺附近，这时候治疗还是来得及的，再拖下去就会出现尿道滴白，会阴部位坠胀、潮湿，这已经是比较严重的尿道炎症了，必须用药治疗了。如果治疗不彻底，反复发作，就可能会侵害到前列腺包膜，慢性前列腺炎就产生了。在前列腺炎症半年之内，炎症还是好治疗的，如果不能彻底治愈，久而久之，就会出现前列腺增生肥大，治疗起来就比较麻烦，所以，在尿道发生刺痛的时候，就要关注自己生殖系统已经有了警示，必要时就要到医院进行检查、治疗。女性朋友白带出现异常就要关注了，比如白带异味，阴道排出豆腐渣样分泌物时，说明有轻微炎症，属于局部问题，可以用些抗菌剂杀菌处理。若出现阴道瘙痒，这时候就需要到医院检查，对症用药。若出现黄带、血带等，下腹坠胀、小腹左侧疼痛、月经量不足3天，月经提前或推迟等现象，有可能是整个生殖系统出现紊乱，可能有宫颈糜烂、息肉、盆腔炎、附件炎、子宫肌瘤、卵巢囊肿、子宫内膜炎等病症，这已经到了比较严重的时期，必须进行治疗与调理。已经形成的妇科较重的疾病，虽然治疗起来比较麻烦，但是，诊断明确，选用中药抗菌剂，合理治疗，还是有办法很好地解决这些问题的。

五、《黄帝内经》是生殖系统健康管理的基石

人类医学的道路到底该怎么走？尽管现代医学研究有不断的新发现、新成果，仅2014年中华医学科技奖共评出获奖成果85项。那么，尽管每年有这么多成果获得医学奖项，总觉得医学研究成果不能满足临床疾病的治疗，疾病的发生发展往往出人意料，一些疑难病症越来越多，这样发展下去，未来，人们会面临着更多疾病的威胁。现在，我们提出生殖系统健康管

理，实际上是以预防为主的理念，在疾病未发生的时候该怎么做？在疾病已经发生的时候该怎么做？在疾病严重的时候该怎么做？这与《黄帝内经》以及中医理念完全一致。

《黄帝内经》中，没有讲述治病的妙招，只是解析了人体生养法则来源于大自然的运行规律，教会你如何遵循自然规律进行养生，减少疾病的发生。《黄帝内经》曰：上工（医生）治未病。"不治已病治未病，不治已乱治未乱，此之谓也。夫病已成而后药之，乱已成而后治之，譬犹渴而穿井，斗而铸锥，不亦晚乎！"这段话从正反两方面强调治未病的重要性，已成为预防医学的座右铭"。老祖宗那时候就已经明确地意识到：疾病不能等到严重时再去治疗，虽然，当时没提及疾病管理学说，实际上，上工治未病，在疾病尚未发生之时，或者有疾病发生的苗头的时候，就应当进行调理，使之不能发展为疾病。这种理念就有疾病管理的含义。中医养生也是避免疾病的发生，就是从源头上管理疾病的发生发展，具有管理的概念。中医还有一个重要的观念：病在初期，以初期治疗；病到中期，以中期治疗；病在晚期，以晚期治疗。这也属于疾病的管理概念；中医还讲，金木水火土，阴阳五行，用相生相克的原理来辨证施治：阴阳平衡、扶正祛邪、疏堵结合、清补适度，以毒制毒等，也属于疾病治疗中的管理概念。总之，从"未病"到"已病"继而辨证施治，古代医学治疗疾病都具有管理意识。中医理论还告诉我们，中药配方需要，君、臣、佐、使，方能有效。中药配伍也体现了团队型的管理意识。

西医西药完全不同，用药只是消炎杀菌，单打独斗、主要解决的是眼前问题。其实，整个医学，无论西医还是中医，对患者疾病都应该进行管理，属于管理科学。社区医疗就应当承担起这个任务，这里不是我们讨论的重点，我们要说的是，生殖系统疾病应该率先进入自我管理体系，阻止疾病的发生发展，有利于生殖系统的健康。

把预防、治疗、保健结合起来，进行生殖系统健康管理，是生殖系统健康管理的积极选择，是一种创新理念。《黄帝内经》不仅是预防医学之鼻祖，也是生殖系统健康管理的理论基石。总之，以预防为主，将管理学引入医学，不仅是生殖系统健康管理的需要，有可能解决现代医学中疾病丛生的问题，解决疑难病症多发问题。

六、普及生殖系统健康知识，建立咨询中心

生殖系统健康管理是一个新生的事物，虽然我们提出了这个疾病管理的良好方案，许多人一定会支持，一定会响应，但是，改变人们的传统观念需要时间，更重要的是需要一个咨询、沟通的平台，需要一个体验与服务的平台，这个平台就是在各城市或区域建立一个大家看得见摸得着的"生殖系统健康咨询中心"即经营实体专卖店，以满足大家的咨询需求，这是所有医药企业都必须思考的问题。

1.理由。现代生活节奏快，工作繁忙，很多人有点小毛病没时间到医院排队、挂号、缴费、等待，向医生咨询，即便病情加重，非去医院不可，医生也不可能较详细地、长时间地向患者解释患者所提出的所有问题，总是匆匆忙忙问上几句：你怎么啦？有什么不舒服？接着，就给你开出检查单或者开出处方，让患者检查或是买药，患者很难和医生进行较细致地沟通，患者往往一头雾水，就买回了一大堆的药。"生殖系统健康咨询

中心"一则免费咨询，可以发资料给患者浏览；二则可以一对一进行沟通；还可以由讲师进行一对多地进行辅导；也可以通过课件投影仪器播放基础知识，专题讲座，有需要咨询的患者可以根据自己的时间安排前来进行针对性的咨询；作为医药企业，在做好服务或接受咨询的同时，可以让患者详细的了解公司的产品功能、疗效、注意事项等一系列服务内容，同时开展产品体验活动，消费者根据自己的情况进行体验，不会白花钱，用口碑相传的方式，帮助企业推广产品。再加上网联网+模式，线上线下互动，是患者放心使用产品，有什么问题也可以及时反馈，医药企业在得到反馈信息的同时，可以改进自己的产品与服务，得到患者的理解与支持。企业将自己的患者管理起来，患者将自己的疾病管理起来。患者少花冤枉钱，企业发展有资源、有依托、有方向。

2.构成。首先企业必须拥有良好的优质的产品，确能为患者解决问题。这种方法，可以最大限度地拒绝假冒伪劣及坑人蒙人的产品。虽然，人们都能理解药可以治百病但不能治百人的道理，但是，患者对企业的产品多数人都不满意的时候，企业就要审视自己产品存在的问题了。由此，可以推动企业产品改进与创新，否则，企业所付出的一切将付诸东流，滥竽充数的企业就会现出原形。打铁还需自身硬，没有过硬产品的企业是不敢开办咨询中心这样的实体店或办事处的；其二，具有成熟的专业咨询团队，其中包括资深专家、成熟讲师、健康管理师等，这些人员必须是接地气的专业人员，对患者的疾病疾苦非常了解，感同身受，能够和患者想到一起、说到一起，处处为患者着想，将自己的专业知识变成患者的知识，使患者可以自己管理自己的健康，怎么用药，怎么保健，怎么预防做到心里有数，并且付诸实施，健康管理人员只是服务，接受咨询、提醒患者相关事项，不能因为患者的误解或不恰当用药影响企业形象。

3.布局。由于生殖疾病私密性的特点，"生殖系统健康咨询中心"可以建立在社区或者街道，以门面形式比较好。布局需要做些安排。在有条件的情况下，咨询中心面积可达100平方米，有足够的空间便于活动。咨询中心至少应该分为四个部分：一是接待部分及前台，有健康管理师兼任亦可。主要任务是接待前来咨询的顾客，并且负责对新来顾客的基本资料的登记，分配并安排接受咨询，对于在人多时等待的顾客进行礼仪上的服务，如看资料、茶水服务等。当顾客咨询结束，根据需要向顾客介绍并体验产品，为顾客建档立卡，保留资料，做好顾客管理的第一步。这个区域应该是设立在咨询中心的一进门的显著位置；二是女性咨询区、男性咨询区。这两个区域分别接待女性与男性顾客，该区域应该设立在咨询中心的两端或者靠后部分。性别咨询最好是，男性医生接待男性顾客，女性医生接待女性顾客，装修以玻璃隔断墙为宜。专业人员在接受咨询时，要了解患者是什么病症，以前在医院里是什么诊断？病程有多长时间？曾用什么样的药品治疗过？治疗后的疾病转变情况？初步确定患者属于什么问题，是一般炎症？还是长期以来未能治愈的慢性炎症？通过了解，确定患者治疗方案，属于久病不愈者，先要做好耐心治疗的心理准备，或是先试用一支、二支，有效果以后再按疗程使用；三是会议区，这个区域可以播放视频、投影，开展小型交流、论坛活动等；四是休息区，也是患者交流区。整个咨询中心宽敞明亮，不豪华不高档，但是，清新淡雅，品格高尚。

4.模式。咨询中心是建立在O2O模式基础上的经营实体专卖店，专卖店将顾客变为加盟商，推荐有奖，快速发展专卖店即咨询中心。我们是真正地将厂家生产出来的产品直接与消费者对接的服务模式，咨询中心是建立在树立顾客健康新观念基础上的服务，做到传播知识，说明道理，教会使用方法，在高品质产品的支撑下，使会员们学会疾病的预防、护理、保健、治疗等自我管理的一整套有效的方法与措施，做到自己的健康自己管理。这种咨询中心+会员制模式，就是把眼光放得长远一些，在服务与产品方面，以口碑相传，以需求为主，以自觉行动为要，建立起服务、产品与顾客的沟通桥梁，以满足人们日益增长的健康与消费需求。

5.随访。随访是健康服务的重要一环。患者购买了产品之后，带回家里使用，可能会碰到这样那样原来想不到的问题。一方面患者会打电话前来咨询，客服专员需要及时认真地解释，使患者满意，能顺利地使用产品并产生疗效；其次，客服专员定期随访，主动询问患者用药情况，以及注意事项的执行情况，疗效进展情况，发现问题及时予以纠正，以免延误治疗，引起误解或意想不到的麻烦，对企业对患者都不利。这里特别要说明的，一些患者在医院确诊为前列腺炎，或者医生说是前列腺病等，其实，医生并没有做详细区分，前列腺疾病非常复杂，治疗前也很难说准，但是，开始治疗后，经过药物的治疗以及进展的情况，就逐渐明白前列腺病的不同与轻重。接下来，在你随访中就能知道该患者可能会用几个疗程才能治愈。目前来看，前列腺疾病是最难治疗的疾病之一，因为，目前遇到的患者绝大多数都是严重的慢性炎症，或是肥大，或是增生，或是癌症，刚得不久的前列腺炎患者不多，这些常年不愈的重症前列腺疾病患者都是医院治不好留下来的，其他女性慢性炎症也是如此，只是要比前列腺炎好治疗一些。所以，我们面临着的是巨大挑战，这种挑战可能会持续若干年，当这些老患者都治好之后，以后就轻松了，刚刚发生前列腺炎是很好治疗的，根本无需担忧。因此，就目前情况而言，增强患者治愈的信心，随访就显得格外重要了。

第二章　生殖系统与肾脏

一、寻找肾脏

谈到生殖系统健康管理就必然会谈到性生活、生育、生殖器官等，就会谈到人的肾脏。谈到肾脏，就想知道肾脏在哪里？中医诊断，看到患者面色憔悴，精神恍惚，头发稀疏，就会说：肾虚！患者夜尿频繁，中医也会说：肾虚！患者性机能下降，中医也会说：肾虚！如此种种，听起来肾脏无处不在，肾脏无比重要，但是，肾脏到底在哪里？肾脏包含哪些器官？各个器官的功能是什么？相互之间的关系又是如何？它们是如何产生疾病的？产生疾病后该如何进行治疗、保健、预防等。一直以来，没有人把这个事物贯穿起来认识，产生系统化理论，比如：哪些是肾脏本身？哪些是肾脏所发挥的功能？这些都没有清晰的思路，没有足够的证据来说话。这是中医的软肋，西医往往以此不能认可中医理论，影响中西医的融合发展。以前，本人也没有认真思考过。近几年来，从大量的临床实践中发现，所谓肾脏既不像西医解释的那样，也不像中医专家们解释的那样。肾脏到底在哪里？今天，我们带着复杂的心情来一个艰难的旅行—寻找肾脏。

肾脏是心肝脾肺肾当中至关重要的一个脏腑，古代医圣们竟然没有把这个脏腑的位置明确下来，也没有记录下医圣们对肾脏在哪里的讨论，太奇怪了。我们看到的只是大量的篇幅描述肾脏的功能以及肾虚引起的症状或如何补肾等。肾脏器官在哪儿这个问题成为中医学当中悬而未决的一桩事情。医圣们没明确肾脏的位置，可能有两种原因：

（1）肾脏的功能是存在的，既能看得见，也能摸得着，还能用得上。肾脏的位置不明确也不影响辨证施治；

（2）肾脏涵盖的内容比较多，哪些是肾脏本身？哪些是肾脏功能的延伸？一时难以明晰，那么，这个脏腑的器官也难以明晰。古人做学问，比较严谨，说不清楚的问题，干脆不说，因此，医圣们把这个非常重要的问题束之高阁，以待来日。医学在发展，等到条件具备的时候，能够说清楚的时候，自然会有人说清楚。说清楚肾脏的位置，有两方面意义：一是具有学术意义，把中医描述由概括变为具体，明确肾脏器官的位置与构成，进一步理解肾脏本身及其功能范围，对研究和保护肾脏具有临床意义；二是开阔西方医学对肾脏认识的视野，医学研究不仅仅是西医那种减法式细化研究，还需要加法式系统研究，提高中医理论在西方医学中的临床应用价值，促进中西医融合发展。由于本人学识浅薄，谈及一个医学上本来就有争议的重大疑惑问题，深感力不从心。疏漏之处，敬请斧正。

首先，我们要了解一下，西医对肾脏的描述：西医说的肾脏，就是生理意义上的肾脏，也就是《生理学》当中所说的肾脏，就是人的体内腰部左右两边有两只成对的扁豆状器官，红褐色，位于腹膜后脊柱两旁浅窝中。约长 10~12cm、宽 5~6cm、厚 3~4cm、重 120~150g。西医对肾脏功能的描述是这样的：肾脏是人体的重要器官，它的基本功能是生成尿液，借以清除体内代谢产物及某些废物、毒素，同时经重吸收功能保留水分及其他有用物质：如葡萄糖、蛋白质、氨基酸、钠离子、钾离子、碳酸氢钠等，以调节水、电解质平衡及维持酸碱平衡。肾脏同时还有内分泌功能，生成肾素、促红细胞生成素、活性维生素D_3、前列腺素、激肽等，又为机体部分内分泌激素的降解场所和肾外激素的靶器官。肾脏的这些功能，保证了机体内环境的稳定，使新陈代谢得以正常进行。

回过头来，我们再来看看中医专家描述的肾脏及其功能表现，上网一搜索便知：有人认为中医的肾它涵盖了现代医学中的泌尿、生殖、内分泌、中枢神经等；也有人认为中医的肾是丹田、脊髓、骨髓、命门、睾丸（卵巢）、前列腺；也有的人说，中医说的肾不是器官，是功能；也有的人说，肾就是睾丸或卵巢。以上种种，是中医说的肾脏器官所在，显然，说法不一，各有道理。中医说的肾脏功能表现在哪些方面呢？肾脏功能强盛表现在：

（1）体毛浓密：中医认为，一个人的肾功能强壮，他的头发和体毛都很旺盛；

（2）牙齿好：肾主骨，牙齿是肾之本，骨之余，牙齿的生长是受到肾气的影响；

（3）腰好：中医中，腰为肾之府，腰好的男人，肾功能也错不了；

（4）听力好：中医理论中讲"肾开窍于耳"，耳朵的听力功能之所以能够正常，依赖于精、髓、血和气的滋养，而肾藏精、主骨生髓，同时肾为肝之母，肝藏血；

（5）耳朵大：中医认为"耳坚者肾坚，耳薄不坚者肾脆"，耳垂饱满、坚厚、红润则表示肾精充沛，而耳垂小则相反，表示肾精不足；

（6）手脚四季温暖的男人，肾气就足，女孩子大多手脚冰冷，多是由于肾阳虚衰所致。又因肾阳为一身之元阳，所以血液的流动得不到阳气的温煦与推动，而引发四肢手脚冰凉；

（7）大小便正常：肾司二便，开窍于二阴，二阴指的是尿道、肛门。人体的大小便正常与否直接受肾功能的影响；

（8）头发乌黑光泽：肾藏精，其华在发，头发的营养来源于血液，但生机的根本在于我们的肾，肾脏功能好的人，头发乌黑，有光泽，反之，会出现少白头，脱发，头发干枯等。

上述可见，西医描述的肾脏比较具体，说明肾脏器官在人体内的代谢功能与平衡功能，这些功能通过各种检测指标就可以辨别出来，肾脏功能有没有出现问题？会不会发生肾脏疾病？一个检测报告，便一目了然。中医学的肾脏就是现代医学的生殖系统各器官，就是中医学说的先天之本。

肾脏，中医认为是先天之本，一点不为过。那么，为什么肾脏是先天之本？这里包含两个概念：

（1）肾藏精（卵子），精子包含着生命的起源，含有先天的成分，具有遗传因素，对于人体的发育、生长、衰老过程有一个既定方案；

（2）精子的健康程度，决定着新生命的健康状况，因此，肾脏就显得格外重要，被称为先天之本。

肾脏作为人的先天之本，强调的是肾脏对我们的健康起着重要的影响，这一概念集中体现在中医理论中的精、气、神学说。充分认识中医理论精、气、神学说，便可理解肾脏在人体中的地位与作用。精，是看得见摸的着的物质，是生命的核心，是肾脏的产物，具有造化功能，具有遗传因素，是发育、生长和维持生命的本源形态；气，看不见摸不着的物质，是由精生化而来，是生命的运动形态，即肾气足，而力强；神，看得见摸不着的物质，是由精气升华而成的生命的外在表现形态，即精气足，而神锐。这就是精、气、神三者的顺序关系。

综上所述，精来源于肾脏，是生命之核心，是人体机能健康之根本。气和神是肾脏功能的发挥与体现。因此，人体要保持健康，首先要保护肾脏，保护精髓，才能有足够的气力和神韵。那么，保护肾脏，简单地说，就是加强生殖系统健康管理。生殖系统器官健康，肾脏健康，精、气、神充足，人体就健康，相反，肾脏虚弱，精、气、神不佳，就会慢慢形成中老年慢性疾病。因此，中医临床中补肾祛病，是中医的重要法则，通过补肾使人体健康起来，预防和消除疾病。

二、生殖系统及其功能

生殖系统是生物体内和生殖密切相关的器官的总称。生殖系统的功能是产生生殖细胞、繁殖新一代、分泌性激素和维持性特征。人体生殖系统就是中医理论所说的肾脏。接下来，我们简要地介绍一下男女生殖系统器官及功能。

1.男性内生殖器官及功能

（1）睾丸。睾丸是男性生殖腺，左右各一，呈卵圆形，由精索将其悬吊于阴囊内，长约4~5cm，厚约3~4cm，各重15g左右。是产生雄性生殖细胞（即精子）的器官，也是产生雄性激素的主要内分泌腺。

（2）附睾。附睾是附睾管在睾丸的后缘盘曲而成。附睾外形细长呈扁平状，又似半月形，左右各一，约长5cm，附于睾丸的后侧面。附睾有储存和排放精子、促使精子成熟和分泌液体供给精子营养的作用。

（3）精索、输精管及射精管。①精索起于腹股沟内环，终止于睾丸后缘，为系悬睾丸和附睾的柔软带，左右各一，全长约14cm左右。精索内包含有输精管、动脉、静脉、神经及蜂窝组织。动脉有睾丸动脉、输精管动脉及提睾肌动脉。静脉为蔓状丛。精索是睾丸、附睾及输精管血液、淋巴液循环通路，也是保证睾丸的生精功能及成熟精子输送的主要途径；②输精管是精索内的主要结构之一，起于附睾尾部，经腹股沟管入骨盆腔。输精管于输尿管与膀胱之间向正中走行，其末端膨大扩张形成输精管壶腹，最后与精囊管相汇合。其末端与精囊腺的排泄管汇合成射精管，穿过前列腺，开口于尿道。管壁厚，全长约40~46cm，直径约2~3mm。输精管是精子从附睾被输送到前列腺部尿道的唯一通路；③射精管是输精管壶腹与精囊管汇合之后的延续。射精管很短，长仅为2cm左右，管壁很薄。

（4）精囊腺、前列腺和尿道球腺。①精囊腺为一对扁平长囊状腺体，左右各一，表面凹凸不平呈结节状，位于输精管末端外侧和膀胱的后下方，其末端细小为精囊腺的排泄管，与输精管的末端汇合成射精管，在尿道前列腺部开口于尿道。精囊长约4~5cm，宽约2cm，容积约4ml。精囊为屈曲状的腺囊，其分泌液主要为精浆液并储存精子，精浆液占精液的70%左右，对精子的存活有重要作用；②前列腺为一个栗子状的腺体，有中间凹陷沟，左右两侧隆起，底向上与膀胱连接，尖向下抵尿生殖膈上筋膜。重约18g。前列腺能分泌前列腺液，主要为精浆液，含有多种微量元素及多种酶类。在精阜近端，平滑肌加强，称为前列腺前括约肌，具有防止逆行射精的功能；③尿道球腺：

左右各一，位于尿生殖膈上下筋膜之间的会阴深囊内，开口于球部尿道近端。可分泌少量液体，为精浆的成分之一。

（5）尿道。男性尿道既有排尿功能，又有排精的功能。长约12~20厘米。其中有尿道球腺，分泌液体，参与精液的组成，又有性交时润滑阴茎头的作用。

（6）精液。精液是由精子和精囊腺、前列腺等分泌的液体组成，呈乳白色，一次射精约2~3ml，含精子3亿~5亿个。

2.男性外生殖器及功能

男性外生殖器官包括阴囊和阴茎。

（1）阴茎。男性外生殖器中，最明显的是阴茎，包括阴茎轴及龟头。阴茎具有排尿、性交、射精三大功能。从外形上看，阴茎有松弛和勃起两种状态。阴茎后部为阴茎根，中部为阴茎体，呈圆柱形，阴茎体的前端膨大部为阴茎头。阴茎尖端有尿道外口。阴茎的头亦称为龟头，也含有海绵组织，尿道口就位于龟头内。在阴茎轴与龟头之间是冠状沟。龟头、冠状沟与系带都充满神经末梢。对刺激是很敏感的。阴茎是男子排泄尿液和性交的器官。阴茎体由阴茎海绵体和尿道海绵体组成，具有丰富的血管、神经、淋巴管。阴茎冠状沟处神经分布最丰富，敏感性最高。

人类的阴茎与其他哺乳动物相比缺少勃起用的软骨，而是用充血来使得其勃起。正如人有高有矮，阴茎的尺寸也各不相同。传言，西方白色人种的阴茎尺寸会大于亚洲人种。据统计美国白人在松弛时阴茎长度从7.5厘米到11厘米，勃起时可有10cm到18cm。亚洲人种勃起时7厘米至16厘米都是正常的。阴茎的长短，和男性的性能力无关，亦不是影响女性获得性快感的要素。一般医学上认为，男性阴茎长度大于5cm即可行使正常性功能。

阴茎内部由3个平行的长柱状海绵体组成；它有血管及神经分布在这儿，阴茎上面两个海绵体称阴茎海绵体，下面一个称尿道海绵体，尿道从中穿过。平常尿液和精子均由此地出入，但它们不会搞混，故不须担心小便时，精液也会跟着一起出来。当海绵体内的腔充血时，阴茎即变得粗而硬，这就是性兴奋时阴茎勃起的原因。一般男性在儿童时期，阴茎较小，一直到了青春期阴茎会开始成长，且颜色加深。阴茎的长短大小有一定范围，有人拿来作为评价性能力的标准，这是不正确的。阴茎的大小和身材高矮、胖瘦，五官大小一样，存在众多差别，且与民族、种族等都有关系。长短不一，粗细不等这属正常生理现象。常态下阴茎长度范围为4.5~8.6cm，许多因素都可能影响平时阴茎的大小，包括身体脂肪过多、天气过冷、压力。如果阴茎在青春期后短于5厘米，而且没有勃起功能，特别是第二性征发育不良，无精子，无生育能力，才可以认为阴茎发育不正常。

阴茎头与体的连接处有阴茎包皮，如包皮过长而包着阴茎头不能翻起时，就形成包茎。包茎不仅影响性生活，还能引起炎症，甚至癌症。因此，主张将多余的包皮用手术切除。

（2）阴囊。阴囊位于会阴之间，是由皮肤、肌肉等构成的柔软而富有弹性的袋状囊，把睾丸、附睾、精索等兜在腹腔外、两胯间。阴囊内有阴囊隔，将阴囊内腔分成左右两部，各容纳一个睾丸和附睾。当遇冷、运动或性刺激时，阴囊的肌肉就会收缩，以拉高阴囊内的睾丸，以便靠近身体。这种使睾丸更靠近或更远离身体的移动，对睾丸来说是很重要的。因为睾丸必须维持在比体温稍低的温度中。遇冷或遇热都会造成精子减少。若长期暴露在过冷的环境中，可能就会因此造成不孕，也会增加患睾丸癌的几率。阴囊皮肤有明显的色素沉着，长有稀疏的阴毛。阴囊皮肤薄而柔软，并有很多的褶皱，如果将它展平，表面积会增大许多。阴囊皮肤还有丰富的汗腺，容易出汗，经常是湿漉漉的。阴囊的主要功能有：保护睾丸、调节温度、有利于精子的产生和贮存等。

3. 女性生殖器官及功能

女性的生殖器官是在青春期发育成熟的，为了使生殖器官能健康发育，我们必须了解它们，了解它们的位置、构造，了解它们的功能。女性生殖器官，根据其解剖位置的不同，分为内外两大部分。外生殖器又称外阴，包括阴阜、大阴唇、小阴唇、阴蒂、前庭、前庭大腺、阴道口、处女膜和会阴；内生殖器位于盆腔内，包括卵巢、输卵管、子宫和阴道。

（1）阴阜：位于女性前腹壁的最低部分，为一隆起的脂肪垫，有肥厚的皮下脂肪。青春期开始，阴阜皮肤上长出阴毛，阴毛的分布大多呈尖端向下的倒三角形，是女子的第二性征之一。但阴毛的疏密、粗细和色泽因人或种族而异，甚至有无阴毛者，一般不能视为病态。

（2）大阴唇：靠近两股内侧，为一对纵长而隆起的皮肤皱襞，前端与阴阜相连，后端逐渐变薄与会阴相连。一般在10岁以后，在阴阜开始隆起的同时，大阴唇开始丰满且有色素沉着，并向内遮掩小阴唇，青春期后也长有阴毛。皮层内含有多量的脂肪组织和弹性纤维，并含有丰富的静脉血管、淋巴管和神经，损伤后易引起出血和血肿。每侧大阴唇的基底部都有腺体组织，性兴奋时因充血而变得更为柔软、胀大，且从中线向外张开，暴露阴道口，便于性交。大阴唇感觉比较敏锐，性兴奋时腺体组织能分泌液体滑润外阴。未婚女子的两侧大阴唇自然合拢，遮盖阴道口及尿道口，起保护作用。

（3）小阴唇：位于大阴唇内侧，为一对较薄的皮肤皱襞，两侧小阴唇向前融合包绕阴蒂，内侧面呈淡红色。小阴唇也含有丰富的神经末梢，极其敏感，平时合拢，关闭阴道口及尿道口，性兴奋时充血、分开并增大，增加阴道的有效长度。

（4）阴蒂：位于两侧小阴唇上方联合处，约黄豆般大小。含有丰富的感觉神经末梢，性兴奋时，可稍肿胀、隆起、增大。

（5）阴道口及处女膜：阴道口位于尿道口后方，形状和大小常不规则。阴道口覆有一层较薄的黏膜，称处女膜，膜的中央有小孔，孔的形态、大小和膜的厚薄因人而异，初次性生活时，处女膜往往破裂，可伴有少量出血和疼痛感觉，但也有例外者，不破或早已破裂。

（6）前庭大腺：又称巴氏腺，位于阴道口两侧，如黄豆般大小，左右各一个。性兴奋时，它可分泌淡黄色液体润滑阴道。

（7）卵巢：是女性的生殖腺，左右各一，位于子宫两侧，输卵管的后下方，扁椭圆形。其大小随年龄而不同。性成熟期最大，其后随月经停止而逐渐萎缩，成人卵巢大如拇指末节。卵巢的主要功能是产生卵子和分泌女性激素（雌激素、孕激素）。卵子的成熟呈周期性。在一个月经周期中，卵巢内常有几个至十几个卵泡同时发育，但一般只有一个发育成熟为卵子。随着卵泡的成熟，卵巢壁有一部分变薄而突出，排卵时卵泡就从这里破裂排出卵子进入输卵管。在一般情况下，女子自青春期起，每隔28天排卵一次，每次通常只排出一个卵，排卵一般是在两次月经中间，即下一次月经前的第14天左右。女子一生中约有400~500个卵泡发育成为成熟的卵子。卵巢产生的雌激素的主要作用是：促进女性生殖器官发育及机能活动，并激发第二性征的出现，突出女性体态，如皮肤细嫩、皮下脂肪丰满、乳房隆起、臀部宽阔等。卵巢分泌的孕激素（又称孕酮、黄体酮）能保证受精卵在子宫"着床"，并维持妊娠的全过程。

（8）输卵管：左右各一，为细长而弯曲的圆柱形管道，每条长约14~18厘米。内侧端与子宫相连通，另一端呈漏斗状并游离，开口在卵巢附近，卵巢排出的卵子就是从这个开口进入输卵管的，输卵管的主要功能是吸取卵巢排出的卵子，给卵子和精子提供结合的场所，并把受精卵送入子宫腔内。

（9）子宫：位于盆腔中央，呈倒置梨形。上部较宽是子宫体，两角与左右的输卵管相通；下部较窄呈圆柱状突入阴道，叫子宫颈，其中部的子宫颈管沟通了子宫与阴道。子宫腔的腔壁上覆盖着子宫内膜，从青春期开始到更年期，它受卵巢分泌的激素影响，发生周期性的脱落和出血，通过阴道流出即形成月经。如果性生活时精子从阴道进入子宫到达输卵管，并与卵子结合受精，子宫内膜就不脱落和出血，等待受精卵的到来，使它在这里着床并发育成胎儿。分娩时子宫收缩，胎儿娩出。因此，子宫的功能就是产生月经和给胎儿提供生长发育的场所。

（10）阴道：介于膀胱、尿道和直肠之间，为女性性交的器官，也是月经流出和胎儿娩出的通道，是一个富有伸展性的管状器官，上连子宫，下达阴道口。在幼女及绝经后的妇女由于缺乏雌激素，阴道黏膜上皮变薄，皱襞少且伸展性小，不仅容易损伤，而且由于缺乏自净作用，致使病菌一旦侵入则易繁殖而发生感染。这时要用弱酸性女性护理液清洗私处。阴道壁有丰富的血管，受伤后容易出血或形成血肿。性生活时，阴道壁血管高度充盈，渗出液体，滑润阴道，避免损伤。

三、生殖系统器官与肾脏的关系

我们知道生殖系统器官就是中医讲的肾脏，生殖系统器官与肾脏之间既有联系又有区别。它们之间的联系很好理解，因为他们是同一体，即"一班人马，两个牌子"，不可分割；它们之间的区别如何理解呢？它们之间的区别在于一是器官本身，一是器官的功能。研究这一组关系，对于临床具有重要的指导意义，也是生殖系统健康管理中的重要一环。

我认为两者之间存在着不对等的因果关系。这里说的因果关系是器官与功能之间的相互关系，简单讲：有时候炎症不一定引起肾虚，有时候炎症会引起肾虚；有时候肾虚不一定引起炎症，有时候肾虚就可以引起炎症。研究这个问题的意义有两点：①作为医生，要明白，患者是以炎症为主，还是以肾虚为主，治疗起来主次分明；②作为患者，明确自己的病症，对生殖健康学会自我管理。

分析：①生殖系统慢性炎症时间久了，各器官功能下降，就影响到了肾功能的发挥，出现肾虚症状。那么，生殖系统慢性炎症时间不久，马上就治愈了，各器官功能没有下降，就不会影响到肾功能的发挥，就不会出现肾虚症状；②肾脏虚弱时间久了，生殖系统抵抗力下降，男女内生殖器及泌尿系统就容易感染，就容易引发生殖系统慢性炎症。那么，肾脏虚弱时间不长，生殖系统抵抗力尚未下降，内生殖器及泌尿系统就不容易感染，就不会引发生殖系统慢性炎症。

　　我们研究生殖系统慢性炎症与肾虚的关系，是要说明，从中医角度认识生殖系统慢性炎症与肾虚有着相互因果关系，事实也告诉我们，在生殖系统健康管理中，补肾和抗炎都很重要。当然，生殖系统炎症也有外界感染造成的；肾虚也有由于营养不良造成的肾虚。作为医生，必须了解到疾病所产生的原因，才好对症下药，事半功倍。现在，我们了解到了生殖系统慢性炎症与肾虚之间的不对等关系，我们就便于把握对疾病的诊断和治疗。下边通过几个案例，我们来分析一下生殖系统炎症与肾虚问题。

　　通过前列腺炎看生殖系统与肾脏的关系。一位前列腺炎患者，30多岁，症状是尿频、尿急、尿痛，伴有血精、阳痿、早泄等症状，病程有3年多了，许多医院都看过，中医中药也吃过无数，症状时轻时重，一直没有彻底解决问题。我们接诊后，运用中药抗菌剂直肠给药的办法进行治疗，经过半个月的治疗，用药期间症状完全消失，但是，药停了之后，还是感觉到尿道有火辣辣的感觉，如果把药用上去，一切症状旋即消失。这种情况在病情严重、病程时间较长的患者中常常见到。我们认为，这种情况有两种原因：①肾虚严重，泌尿系统抵抗力低下，用药期间症状消失了，一旦停药，很快又产生感染；②湿热过重，有湿热下注症状。依据上述两方面原因，除了消炎之外，这个患者就需要进行两方面的调理：①补肾，这个补肾不是壮阳，壮阳会更加不利于疾病的调养，这种补肾只能是滋阴补肾，提高激素分泌水平，他的阳痿早泄也是需要在滋阴补肾的过程中得到改善的；②清热，清除下焦湿热。这个时候的清热，用药也不能过重，因为清热过重，仍会造成肾虚。在补肾方面，我们建议他服用花青素，这是一款滋阴补肾效果很快的产品。其次，就是继续使用外用中药抗菌剂消炎抗菌，保护前列腺不再感染，同时，再服用一些清除下焦湿热的成药，比如：知柏地黄丸。

　　分析起来，患者3年多的慢性炎症没有治好，病情越来越重，直到血精症状出现，心里更加紧张。久治不愈的生殖系统慢性炎症，引起了肾虚以及阳痿早泄等症状。这就是说长期的慢性炎症会引起肾虚，肾虚补不起来，生殖系统抵抗力低下，慢性炎症也很难彻底治愈。这个患者的病症，既要消除炎症，又要补足肾气，在治疗过程中，需要消炎、补肾、清热三者配合，才能彻底治愈。开始治疗时，没有进行三者配合，炎症、肾虚、湿热等三者相互纠缠，演绎着复杂的症状波动趋势，这是可以理解的。同时，在治疗过程中，还要给患者解释清楚这些道理，如果不解释清楚，患者一时会失去治疗信心，或者，说治疗效果不好，不愿意配合治疗，造成治疗中断，这很遗憾。因此，要让患者理解，严重的生殖系统慢性炎症治疗起来就比较复杂，需要有足够的耐心和信心。最终，经过3个月的耐心调理和适当的保健、预防等措施，这位患者的病症彻底治愈了。

　　通过夜尿频繁看生殖系统与肾脏的关系。夜尿频繁，主要说的是，晚上起夜多，这是典型的肾气不足，与炎症关系不大。肾脏功能虚弱，在神经系统表现为神经细胞传导紊乱，人在睡觉中不能自动控制排尿，出现夜尿频繁。严重的肾虚会出现尿失禁，尿失禁是在不知不觉中出现的排尿现象。一位70多岁的老太太，夜尿七八次，睡前尿片子准备了一大堆，她也没有炎症以及炎症引起的不适症状，只是夜尿多，有时来不及起床，就会尿在床上。这位老人饮用花青素15天进行补肾，夜尿明显改善，饮用一二个月之后，基本稳定，晚上起夜只有二次。许多男性夜尿多，多数也属于肾虚引起，与炎症关系不大。这些案例证明，肾虚可以引起女性盆腔肌（或女性前列腺）功能以及男性前列腺功能衰弱，出现夜尿频繁，导致生殖系统疾病。

通过阳痿早泄看生殖系统与肾脏的关系。阳痿是肾脏阳气不足引起的勃起困难，勃起时间不持久，或举而不坚；早泄为性交时间不长就出现无法控制的射精。如果阳痿同时又伴随着精神紧张因素，性功能会更加糟糕，可以形容为一败涂地。一般认为，阳痿早泄就是肾虚引起，与肾脏功能有直接关系，一般以补肾壮阳为主，这个理论只是强调了阳痿、早泄与肾脏的关系，这是没有错的。但是，阳痿、早泄不完全是一件事。我认为：阳痿是一件事，早泄是一件事，这两个症状与肾脏的关系是不对等关系。比如说，有时候肾脏功能强，阴茎勃起坚挺，也会出现早泄现象，这就说明不阳痿的人也不一定不会出现早泄。但是，有时候肾功能好，勃起坚挺就不会早泄，肾脏功能不好，勃起不坚挺一般会出现早泄，因此，阳痿与早泄两个症状与肾脏的关系是不对等的。这里还要谈及一组关系：阳痿、早泄与生殖系统器官炎症也是不对等关系，也就是说，生殖系统没有任何炎症，也可以出现阳痿、早泄，如精神因素、环境因素等。但是，一旦生殖系统出现炎症，它可以加重阳痿、早泄症状。这里要谈的是两组不对等的矛盾关系。区分不对等关系很重要，这对于治疗阳痿、早泄具有指导意义。

以上通过前列腺炎、夜尿频繁、阳痿早泄几方面的论证结果表明：肾脏功能与生殖系统器官既有联系又有区别，是不对等关系。为什么不对等呢？因为肾功能的发挥不仅仅是肾脏本身的事情，需要神经系统、内分泌系统、经络系统、循环系统等的配合与支持才能实现，因此，生殖系统器官与肾脏功能之

间出现错综复杂的不对等关系是可以理解的。简单说：严重的
生殖系统炎症会影响肾脏功能，轻微的生殖系统炎症不会影响
肾脏功能；严重的肾气不足会引发生殖系统疾病，轻微的肾气
不足不会引发生殖系统疾病。根据这个理论，在临床上，应该
知道，通过患者的症状分析，哪些症状以补肾为主，哪些症状
以消除炎症为主，要区别对待，要明确，先治疗什么，后治疗
什么，什么情况下可以同时治疗。不能胡子眉毛一把抓，更不
能在利益的驱使下，本末倒置，延误治疗。简单说，一个患者，
既有生殖系统炎症，也有肾虚症状，就应该先治疗炎症，再进
行补肾，不可以先补肾再治疗炎症。当然，在有些情况下可以
同时进行。

第三章　生殖系统疾病的探讨

一、前列腺增生能治愈吗?

关于前列腺增生能不能治愈? 从临床实际看, 很多前列腺增生患者, 尽管为治病走遍了各大医院, 病情仍在发展, 最后还是进入了手术室, 用手术来解决暂时的问题, 这也说明了前列腺增生是不能治愈的。那么, 前列腺增生到底是怎么一回事? 难道真的是洪水猛兽? 难道真的就是不治之症吗? 请大家跟我来, 首先看看医院是怎么治疗的?

医院里的治疗, 这里简要介绍, 主要是想让大家知道医院进行治疗时的药物、器械、手术等, 器械种类很多、手术方法很多, 但是效果却不理想。

1.观察等待

对症状轻微, IPSS 评分 7 分以下可观察, 无需治疗。资料介绍: 为了解前列腺增生症状的严重程度, 美国泌尿外科学会推荐使用 IPSS 评分表, 了解其症状的严重程度。当患有良性前列腺增生的患者到医院就诊时, 医生为了更加客观地了解患者症状的轻重, 一般会让患者填写一张国际前列腺症状评分表。这张表就是国际前列腺症状评分表, 又称为 IPSS 评分, 是目前国际公认的判断良性前列腺增生患者症状严重程度的最佳手段。

IPSS的第1~7个问题列出了前列腺增生症主要的7种排尿症状（排尿不尽、排尿间隔小于2小时、间断性排尿、憋尿困难、尿线变细、排尿费力、夜尿次数增多），每个症状根据在最近一个月的发生频率而分成6个评分段，分数分别为0~5分。患者会被要求按照实际情况填写，然后将这7个问题的评分加起来，如果得分为0~7分，说明患者的症状属于轻度；如果得分为8~18分，则患者的症状属于中度；如果得分为19~35分，患者的症状就比较严重了。

IPSS的第8个问题，是用来评估良性前列腺增生导致的症状对患者生活质量的影响程度的。它将患者的主观感觉分为高兴、满意、大致满意、还可以、不太满意、苦恼、很糟，分别评分为0~6分。

根据患者填写的分数，医生能够更加清楚地了解良性前列腺增生患者的排尿情况，并给出一个客观的评价，同时结合其他检查结果制定治疗方案。

2.药物治疗

（1）5α-还原酶抑制剂

研究发现5α-还原酶是睾酮向双氢睾酮转变的重要酶。双氢睾酮在前列腺增生中有一定的作用，因此，使用5α-还原酶抑制剂可以对增生予以一定的抑制。

（2）α-受体阻滞剂

目前认为此类药物可以改善尿路动力性梗阻，使阻力下降以改善症状，常用药有高特灵等。

（3）抗雄激素药

应用最广者为孕酮类药物。它能抑制雄激素的细胞结合和核摄取，或抑制 5α – 还原酶而干扰双氢睾酮的形成。孕酮类药中有甲地孕酮、醋酸环丙氯地孕酮、醋酸氯地孕酮、己酸孕诺酮等。氟丁酰胺是非甾体抗雄激素药，亦能干扰雄激素的细胞摄取及核结合。抗雄激素药使用一段时间后能使症状及尿流率改善，残余尿减少，前列腺缩小，但停药后前列腺又增大，症状亦复发，且近年发现此类药物可以加重血液黏滞度，增加心脑血管栓塞发生率。黄体生成素释放激素类似物对垂体有高度选择作用，使之释放 LH 及 FSH。长期应用则可使垂体的这一功能耗尽，睾丸产生睾酮的能力下降，甚至不能产生睾酮而达到药物除睾的作用。

（4）其他

包括了 M 受体拮抗剂，植物制剂，中药等。M 受体拮抗剂通过阻断膀胱 M 受体，缓解逼尿肌过度收缩，降低膀胱敏感性，从而改善 BPH 患者的贮尿期症状。植物制剂如普适泰等适用于 BPH 及相关下尿路症状的治疗。

综上所述，进行药物治疗前对病情应有全面评估，对药物的副作用及长期用药的可能性等也应充分考虑。观察药物疗效应长期随访，定期行尿流动力学检查，以免延误手术时机。

3. 手术治疗

手术适应证为：①有下尿路梗阻症状，尿流动力学检查已明显改变，或残余尿在 60m 以上；②不稳定膀胱症状严重；③已引起上尿路梗阻及肾功能损害；④多次发作急性尿潴留、尿路感染、肉眼血尿；⑤并发膀胱结石者。对有长期尿路梗阻，肾功能已有明显损害，严重尿路感染或已发生急性尿潴留的患者，应先留置导尿管解除梗阻，待感染得到控制，肾功能恢复后再行手术。如插入导尿管困难或插管时间长已引起尿道炎时，可改行耻骨上膀胱穿刺造瘘。应严格掌握急诊前列腺切除手术的适应证。

4.微创治疗

（1）汽化电切技术治疗

经尿道前列腺汽化电切技术治疗，主要是电极金属材料学创新，由于热转化快，可产生400℃高温，迅速造成组织汽化，或产生凝固性坏死，其止血特点极其显著。

（2）剜除治疗

是使用等离子双极电切系统，并以与单极TURP相似的手术方式经尿道前列腺切除手术。

（3）冷冻治疗

系使前列腺经深低温冷冻后组织坏死腐脱，达到冷冻前列腺切除的目的。可经尿道进行，操作简单，适用于年龄大，不能耐受其他手术的患者。据文献报道，大部分患者下尿路梗阻症状可解除或改善，残余尿减少。但冷冻治疗有一定盲目性，冷冻深度及广度不易掌握。冷冻后再行经尿道前列腺切除，以清除冷冻后的残留增生组织，可明显减少出血。

（4）微波治疗

系利用微波对生物组织的热凝固原理以达到治疗目的。微波放射极的放置可通过直肠超声波定位，或经尿道镜直视下定位。后者可准确地避开尿道外括约肌，减少尿失禁的并发症。

5. 激光治疗

利用激光热效应凝固汽化或切除前列腺组织，方法类似经尿道腔内操作。有表面照射，有插入热疗，也有利用激光束切除腺体。

6. 射频消融治疗

利用射频波产生局部热效应使前列腺组织发生凝固性坏死。

上述可见，医院的治疗方法是：前列腺增生症状较轻的时候观察不予治疗，因为这个期间用药得不偿失，西药副作用大。症状严重时运用拮抗药物、抗雄激素药物治疗，虽然医生们知道，药物不能解决根本问题，药物一旦停下，前列腺仍恢复肥大，长期服用还会产生较大的副作用，造成血液黏稠，增加三高的发病率，持续下去前列腺增生仍然会越来越严重，等待更加严重的时候，进行手术，实际就是拖延性或维持性治疗，等到特别严重时，尿不出来，要憋死人了，理所当然，手术派上了用场！根据增生部位不同，所需设备不同，进行不同方法的手术切除、剜割等。其方法有汽化电切技术、剜除术以及冷冻坏死法、微波热凝法、激光束切除法、射频消融法等。手术之后，部分患者会在三四年后复发，尿路重新堵塞。这个复发问题很好理解，当手术切除部分组织后，尿路堵塞症状快速缓解，但是，没有切除的大部分组织还在，这些组织还会增生，还会堵塞尿路。如果进行前列腺全切除，人体没有了前列腺，器官缺失，生活不堪想象，这就是现代医学治疗前列腺增生的方法。

关于前列腺增生能不能治愈这个话题，我们的回答是，前列腺增生是完全可以达到临床治愈，无论在症状较轻时，还是症状严重时，中药抗菌剂通过直肠给药，都会有很好的治疗效果，不可怀疑。当然，我们说的前列腺增生可以治愈，并不是说，前列腺通过治疗可以还原到当初年轻时的那样。可想而知，人到了60岁以后，躯体是不可能还原到以前年轻时那样，前列腺也是一样，无论如何也还原不到年轻时候那样的前列腺了。我们认为的前列腺增生可以治愈，这种治愈的概念是：经过中药抗菌剂的治疗，前列腺所增生的部位可以相对地缩小，尿路不畅通等症状可以改善或者完全消失，根据病情的轻重不同，恢复不同程度的前列腺功能，前列腺处于基本健康状态。这就是我们界定的前列腺增生治愈的概念。中药抗菌剂治疗前列腺增生，一般1个月为1个疗程，一般需要2个疗程或3个疗程。前列腺外形为栗子状，质地坚韧，正常三维直径参考值为：左右径4.0cm，上下径3.0cm，前后径2.0cm。增生后就有鸡蛋大小，直径尺寸可以翻一番以上，而且是不规则的，哪个地方肥大严重，哪个地方就超指标多一些，经过治疗，哪个地方就会被缩小的多一些。

前列腺增生有三种类型：①内增生，多数患者属于这种情况：尿路堵塞、尿等待、尿无力、尿频尿急、夜尿多等；②外增生，尿路堵塞症状不明显，严重时会影响大便，有些患者伴随夜尿多症状；③内外都增生，上述两种症状兼而有之。前列腺增生一般出现了尿路障碍，患者才引起重视，没有出现尿路障碍，一般不会引起重视。所以，我们见到的多数是内增生或内外都增生，单纯的外增生到医院里就诊的比较少，除非到了影响排便的时候才到医院就诊。

内增生案例：前列腺内增生一般是前列腺增生后向里压迫造成的排尿障碍。河南焦作有位前列腺增生患者，65岁，准备到医院做手术，钱都准备好了，了解到我们的中药抗菌剂可以进行治疗，并且可以签约治疗，全家人都很高兴。具体治疗：治疗前先做B超，治疗1个月后再做B超进行对比，确认治疗效果。这个患者治疗前指数为：4.6cm×4.3cm×4.4cm，经过一个月的治疗，症状有较大改善，指数为：4.5cm×3.6cm×3.6cm。结果显示，前列腺横径指数减少0.1cm，垂直径指数减少0.7cm，前后径指数减少0.8cm。这个患者总共用药一个半月，症状全部缓解，之后再没有用药了。1年后随访，和停药那会儿症状一样，仍然尿路畅通，功能健康，没有任何反弹迹象。

外增生案例：前列腺外增生一般是前列腺增生直接向外发展，外形变大，但对尿道不产生压力，所以，不出现尿道障碍。湖北鄂州有位前列腺增生患者，62岁，前列腺增生症状不明显，尿路始终正常，是因为一次体检，发现前列腺增生，知道西药副作用大，又看到身边一位前列腺增生患者治疗了几年最后还是做了手术，手术既痛苦又花钱，心有余悸，于是，主动找来接受治疗。这位患者的检查报告上是这样描述的：前列腺形态增大饱满，三径为：5.8cm×4.0cm×4.0cm。经过1个月的中药抗菌剂治疗，检查报告描述：前列腺切面大小为：5.1cm×3.8×4.0cm。两次B超对比，三径指标，第一指标左右径缩小0.7cm，第二指标上下径缩小0.2cm，第三指标前后径没有缩小。这种情况就是前列腺外增生，就是外形大了。如果外增生过于严重，会影响排便，造成大便堵塞。接下来，也可能在外增生加重的过程中内增生也产生了，尿路也出现了障碍，成为内外都增生。

内外增生案例：内外都增生的患者也属于多数，一样的治疗方法，只是三个指标相继都有不同程度的缩小。实际上，在临床中，很难分辨患者是三种类型中的哪一种，其实分辨类型并不重要，只要通过治疗症状减轻，恢复前列腺功能就达到了治疗目的。

前列腺增生的治疗一般会有这样几种情况：①在治疗中只用过普通的中成药治疗过的患者，治疗过程对身体的伤害比较小，康复相对容易，中药抗菌剂治疗也容易起效果。河南焦作这位患者应该属于这一类情况；②在治疗中常年服用进口西药或抗激素类药物的患者，对身体伤害程度比较大，膀胱功能衰退比较厉害，后期康复比较困难。尤其是手术切除过的患者，由于手术带来的软组织的伤害形成的结构变化，为前列腺的治疗增加了难度。但是，无论如何，前列腺增生都是可以治疗的，治疗都是有效的，都可以不同程度的缓解症状，较好的改善功能，预防前列腺癌的发生。

二、夫妻生活与生殖健康

性生活质量的好坏与生殖系统是否健康有关，那么，保护生殖系统健康就显得格外重要。如何保持生殖系统健康，首先要从夫妻生活及婚姻说起。

1.过早婚姻对生殖健康有不利影响，简单说，年龄太小，对生殖健康方面的知识相对比较少，婚后，在性生活方面可能会有不珍爱、不重视、不会保健养护，一旦出现生殖健康问题，碍于面子等，不能早发现早治疗。

2.过晚婚姻对生殖健康有不利影响，简单说，过晚婚姻不等于没有性生活，相反部分人性生活可能会更多，这样会造成性生活的乱象，引发各种生殖系统毛病。比如，男性手淫过多，必然会出现阳痿早泄；女性可能会出现意外怀孕、流产、生殖系统炎症等。

3.正常婚姻对生殖健康有积极影响，简单说：所谓正常婚姻是指：结婚登记，受法律保护的适龄婚姻，无论是新婚、再婚，无论是青年人、中年人、老年人等，婚姻是家庭，有了婚姻就有了家庭，在家庭的氛围里，一般而言，夫妻性生活就进入了正常的轨道，夫妻间生活中的相互关爱、照顾、理解、包容等，在性生活过程中也能得到体现，生殖系统就会沿着健康的轨迹发展。

性生活是夫妻生活的重要组成部分，它包括拥抱、接吻、爱抚、性交等，新婚是性生活的开端，性生活质量的高低直接影响夫妻感情，健康的性生活不仅密切了夫妻感情，同时，健康的性生活会带来健康的生殖器官，相反，不健康的性生活就会造成生殖系统疾病。这也是生殖系统健康管理的重要组成部分。

这里我们首先讲：男女双方都需要了解关于健康性生活的一些常识，很好地把握性生活的全过程。不至于因为缺乏常识，造成生殖系统疾病。

性爱有不同的方式，过程也不尽相同。在生活中每对夫妻都有自己的性爱方式，这与人的年龄、性格、教育、环境、感情等有关。随着社会节奏的加快，精神压力的加大，性生活的时间及规律也出现紊乱。这里我们介绍的是健康的性生活的规律，希望这段整理出来的文字，对夫妻生活具有指导意义，供大家参考。

性爱前奏。一般说来，性生活开始会有个前奏，夫妻之间相互传递性行为的需求和欲望。正确地掌握、合理地传递性信号是文明的表现，由于理智、羞涩等因素，并不是每个人都能表达出这种愿望。通常人们用含蓄或暗示的方式表示性需求，事先给对方性信号是和谐性生活的前奏。但有些没有性知识的人或不称心的配偶间会减少这一过程。如果男性欲望来临时，没有性信号就迫不及待地进行性交，女方毫无准备，不仅阴道干涩，插入困难，还能引起疼痛，拒绝性交活动。所谓信号，就是一方以眼神、手势、语言或其他特殊动作给对方以暗示。有的夫妻形成"约定"日期，丈夫剃须、妻子化妆，含情脉脉，在举手投足之间即将信号传给对方，多数人会主动反馈性的信息，共渡爱河。有的人半推半就，更显妩媚。有的人则借故拒绝或以条件要挟，对对方进行性惩罚，使开始时的性信号黯然失色，给双方心理上蒙上一层阴影，是性失调的主要原因。性前嬉戏是性挑逗行为，通过视觉看到女性的硕乳肥臀，会给男性带来性感刺激。通过听觉，以浪声艳语、色情调笑使性兴奋加强。通过嗅觉，勾起心灵深处的性激荡。通过触觉，接触拥抱，亲吻抚摩，会增加迷人的魅力，使性腺分泌旺盛以利阴茎的插入。抚摩是通过触觉来完成的，有的学者认为皮肤是最广泛的性感系统，一旦触摸女性手臂、面颊、胸前、大腿内侧的副性感区能产生性兴奋。抚摩也称爱抚。用手去触摸，抚弄搔抓，揉捏或挤压主要性感点的乳房以及乳头，会产生特殊快感。女性乳房同男性阴茎一样。在搓揉或吸吮刺激中即有竖起现象。外阴是性刺激的核心，尤其是阴蒂，一旦被按摩刺激，性兴奋特别强烈。两个主要性感点的双重刺激，可使女性感受到性交之外的最大满足。比较能肯定的带普遍性的发欲带部位，在女子是阴蒂。无性高潮或难以出现性高潮的女子，可以自己搜寻自己可能有的发欲带，浴后裸体躺在床上，抚摩、摩擦自己的身体，体会由此引起的性快感，可找到最有敏感性的部位，并在夫妻性生活中共同反复探讨加以利用。

　　性交过程。应该说男性阴茎真正勃起到射精，分为两步，第一步，海绵体充盈，血液不能快速回流，只能缓慢流通，形成阴茎海绵体坚硬龟头海绵体松软，在性交运动时龟头松软而不受刺激或者说在阴道里受到的刺激不强烈，所以，运动可以维持较长时间不泄，可以说做爱时间男性比较好把握，实现十几分钟均有可能，这是第一步；第二步，男性激情高潮来临前，植物神经被激活，进一步释放血液到龟头，激发阴茎龟头海绵体完全充盈，龟头由原来的柔软变为坚挺并且膨大，这时，对阴道及宫颈的刺激骤然加强，男性进行射精，也诱发女性同时射精，实现男女双方同时达到高潮。

性高潮。当勃起中枢由于阴茎在阴道内的抽送摩擦，使性兴奋逐渐积累，当性兴奋达到射精中枢的兴奋阈值时，副交感神经同时兴奋，这才引起膀胱括约肌的痉挛、输精管和精囊腺平滑肌的阵发性收缩等一系列射精动作，从而进入性高潮。在性高潮过后，性中枢由兴奋转为抑制，副交感神经系统亦由兴奋状态转入抑制状态，勃起迅速消失。在性高潮时，交感神经系统也兴奋，这表现为呼吸增粗、血压增高，全身肌肉抽搐，飘飘欲仙感油然而生。

阴蒂。女性阴蒂是激起性欲的器官，小阴唇、阴道、尿道和其他外生殖器官也含有勃起组织，在性交活动中通过对这些部位的压力和摩擦，以致使这些组织充血、膨胀发热、变湿，产生一种无意识的肌肉活动和盆腔逼近男性的强烈愿望以及对男性阴茎最充分的接受感，即阴道容纳欲望（所谓阴道饥饿），使女性有心理上的满足。

性后戏。指性交完成后的性活动。这是性交行为链的最后一个环节，作为性交的后续和补充。男女的性反应周期在时间上有些差异，女性的消退期时间较男性为长，有些妇女的性紧张度呈坡形下降，此时仍希望接受一定的合适的性刺激。有时，在性交中一方未达高潮，更需有补充性的性刺激。性后戏的主要形式为言语和爱抚。忽视性后戏或性后戏不良，是性生活不和谐的常见原因之一。

人类所能品尝到的最深刻、最甜美的幸福只能在真诚相爱的两个人完全结合之后感受到。性交的尾声中的喜悦和内蕴可以使双方比高潮极乐中的结合更为亲密；拥抱着或身体紧挨着躺在一起，精力在恢复着，他们交换着思想，带着梦幻般的情感，再一次回味着他们刚刚经历的快乐。有的女性即使没有出现高潮，在多情丈夫拥抱下，使性反应过程中所未能获得的舒畅感油然而生。

性爱时间。许多人都是在入睡前进行，这样不会影响睡眠。夜间进行双方往往不能同步，会影响睡眠，一般不宜在次日清晨进行，性生活后双方往往都需要休息，性生活后上班会影响精力。

性活动洋溢着的爱慕、深情、依恋、温柔，产生十分美好的感觉，可有时方式或行为不当也会导致出现这样或那样的问题。以下八种情况在性生活中是很有可能发生的，遇到这些情况一定要正确处理。

关于最佳性爱时间：中西、古今观点各不同。我们更愿意相信在一天的任何时候我们都可以跳上床做爱，问题只不过是有没有时间和心情。错，从古代的时候起，中外的医学家就开始争论"什么时辰做爱最合适"。中国古人的观点我们大都了解，什么"电闪雷鸣之时"、"刚刚进食之后"都不适宜做爱等等。而西方医学鼻祖特尔·比桑庭的观点是："最佳做爱时间是晚饭后两个小时、准备入睡时，最不恰当的时间是午夜，消化活动旺盛时。"

性爱次数。不同年龄的性生活多少次为合适，这个问题比较复杂，不能机械地规定。一般以过性生活的第二天不出现明显的疲劳、精神萎靡、腰酸乏力等现象，不影响工作和学习为原则，主要根据个体的年龄、体质、性格等因素来决定。一般来说，30岁以前的青年人每星期2~4次，30~40岁每周1~2次，40~50岁每周1次，50~60岁，每3~4周1~2次，60~70岁每4~8周1~2次。身体保健较好的男女，70岁以上，仍然会有良好的性生活存在，只要达到15分钟以上的性交时间，老年女性同样会有多次性高潮出现而特别舒爽。这些都取决于身体状况与心情，只是不主张性生活频繁，性生活过多毕竟会耗费精血，不利于养生。人们要注意的是不要单纯追求性交的次数，同时还要力求使每次性交都要达到完美的程度，一次完美的性交比两次不完美的性交更令人满足。

影响性生活质量问题：①人在青春期，尤其是男孩子，不能频繁手淫，以免伤及肝肾，造成严重早泄，对成年后夫妻生活带来不利影响，甚至，终身难以逆转。避免手淫的最好办法就是少看或不看黄色音像制品，接触女性时，保持阳光心态。确实需要手淫，可以在阴茎上涂抹人体润滑剂，减轻摩擦，或能减轻伤害；②男性阳痿早泄，做爱时间二三分钟结束，不能为女性带来反复的性高潮，时间久了，女性有可能会出现性冷淡，对做爱没有兴趣，厌恶性生活；③结婚后，女的带孩子身心疲惫，男的拼命工作，生活压力大，加之夫妻对性交过程交流沟通不够，丈夫不知道妻子是否满意，妻子也不知道丈夫是如何想的，性生活不能默契，影响夫妻感情及婚姻质量，甚至出现家庭破裂。

如何提高性生活质量：①男性不能出现阳痿早泄，如果出现阳痿早泄，应尽快进行治疗，女性知道情况后应当理解或积极配合，夫妻间多沟通多配合；②女性不能出现宫冷宫寒，应当加强运动，保持身体健康，一旦出现宫冷宫寒现象，应当进行治疗或保健调理，男性应当理解并积极配合治疗，或寻求心理医生。在同房时，夫妻协商达到默契；③懂得性交基本知识，在性生活期间只能说好听的话，遇到不合心意的地方，不能相互埋怨，妻子更不能在这个时候指责男人。在这个时候，要多肯定，不要否定，用心去爱，夫妻配合呼应。俗话说，女人官再大，床上要听话。

因为种种原因，多数男人感到年龄越大，床上功夫越强，其实，不是年龄越大性功能越强，只是年龄大了才知道如何做爱，如何去爱；也有女性认为，退休了，清闲了，才感受到了做爱的乐趣，才享受到性高潮的滋味，这些迟来的爱说明了什么？说明性爱与环境、心情、沟通、技巧、身体状况有着密切关系。

性生活过度的危害。据相关报道，多次性生活，是指在一天内或一个晚上有两次或两次以上的性生活。多次性生活对健康是不利的；①对男女双方而言，都会造成体力上的较大消耗。久之，必然造成体质及精神状态、思维能力、记忆力、分析能力的下降；②由于性冲动的连续与多次发生，无论男女都会加重性控制神经中枢与性器官的负担，经常性的劳累反而会引起性功能衰竭，造成性功能的"未老先衰"；③男子经常多次性生活，会延长射精时间。因为第二次性生活出现射精的时间肯定比第一次长。这就埋下了诱发阳痿、不射精、射精延迟、性生活无快感的隐患；④男子性生活后有一个不应期，即性生活结束后有一段时间对性刺激不再发生反应。多次性生活就会延长其不应期，也就容易引起性功能衰退；⑤男子经常多次性生活，由于性器官反复与持久性地充血，会诱发前列腺炎、精囊炎等疾患，造成会阴部不适、腰酸背痛，还会出现血精。女子经常多次性生活，性器官始终处于充血状态，会诱发盆腔充血、下身沉重感等不适；⑥不论男女，多次性生活时，性满足程度肯定比前一次差，于是容易造成心理上的影响，认为自己性能力有问题，最终可能导致心因性的性功能障碍。

　　和谐生活。心理因素与性生活的和谐关系极为密切，夫妇之间的互敬互爱、平等相待、互相体贴、互相配合，这是获得满意的性生活的基本心理条件。正常而美满的性生活所具备的一些心理特点：①夫妇双方都有性的欲望和冲动，而不是一方有性的冲动，而另一方却不以为然；②夫妇双方相互都有同房的需要，并为此感到轻松愉快，而不是单方需要，另一方觉得是一种负担而应付了事；③夫妇在同房时，注意力高度集中的性行为上，没有其他的意念，不想与性生活无关的事情；④夫妇在同房中激动、兴奋、欣快的情绪相互感染，并相互激动对方。这时的表情、姿势、语言、语调等都是相互触发性快感的手段，而不应有一方不自然、勉强或者感到为难；⑤夫妇双方是在高度的舒适、喜悦和满足中完成性行为，而不是毫无趣味。

　　性爱过敏。性生活过敏的发生多数是由于对乳胶和对其他避孕用具和药物不适应，女性常会感到阴道刺痛、烧灼。一旦有过敏反应，可用水、湿毛巾或纸巾擦去或灌洗除去残留的液体、霜剂之类，然后洗个温水浴。

　　避孕具的滑落。几乎所有的已婚者都经历过安全套破裂或阴道隔膜滑落的意外。正确的做法是：72小时内口服两次事后避孕药；假如安全套脱落在阴道内，只需轻轻捏住其根部拽出即可。

阴道隔膜。有时比较剧烈的动作会将阴道隔膜推向深处，以致难以取出。对此，取蹲位，然后屏住呼吸收缩腹部，阴道隔膜就会被向外推至可以勾得着的位置，自己将其取出。

盆腔充血。女性在性兴奋时，大量血液涌入盆腔组织形成充血状态。这时，你应该平卧，用一只枕头把臀部垫高，每次半小时，每日3~4次，可帮助血液反流。

尿路感染。一般说来，每周达4~5次或每次性生活的时间太长都算在"过度"之列，过度性生活造成细菌侵入尿道甚至上行膀胱，导致尿路感染；如果性生活过后，感觉有不舒服状况，立即使用中药抗菌剂，男性直肠给药，女性阴道给药，用上一支，避免炎症的发生。

颈部疼痛。颈部肌肉僵硬或是牵拉容易发生扭伤，可用一条毛巾扭成一股围在脖子周围，并将两端系紧，来支撑头部减轻肌肉的负担。

背部扭伤。正常的性生活是不应有疼痛的。性生活中背痛多见于背部肌群相对较薄弱的女性，处理方法是立即屈膝侧卧，两膝之间放一个枕头，并局部冷敷。

纽约大学医药中心的专家莫斯可维茨肯定了"性"的疗效。他说，不管你有何症状，完美的性生活对你会产生一种有益健康的效果。感情与身体健康有密切关系。如愤怒、忧虑、负罪感、悲伤等消极情绪会引发人体的紧张反应，对生理产生不良作用，最后损害免疫系统的功能。美满的性生活能产生兴趣、兴奋等积极情绪，可消除紧张。据莫尔研究，过性生活时神经系统释放内啡肽，是一种天然的疼痛缓解剂，它使人体组织松弛。

关于健康性生活对疾病的积极影响：

1.性与心脏

专家认为性欲不能满足，是心脏病的诱发因素之一。在一次对100名接受治疗的心脏病妇女的研究中发现，其中65名的性欲在住院前得不到满足。在另一次对131名男子心脏病患者的研究中发现，其中2/3在发病前存在着严重的性生活问题。

2.性与免疫系统

在一份对乳腺癌患者的研究中，专家发现性爱得到满足的妇女其血液中有更多的T细胞（即免疫功能中起主要作用的白细胞），而且她们活得长久；

3.性与经前综合征

在经期前5~7天，流到骨盆的血液增加，从而引起肿胀和腹痛，在性高潮时，肌肉收缩迫使血液迅速从骨盆区流出，使骨盆组织得以松弛；

4.性与疼痛

性高潮是一种天然止痛剂，兴奋高潮可明显提高疼痛的阈值。性高潮时所谓活的内啡肽到达全身感受器官后，产生类似吗啡的作用，所以它能缓解多种伤痛。性爱也是一种镇静剂，它能抚慰躯体，消除失眠。性生活愈美满，就愈容易入睡；

5.性与精神健康

美满的性生活能产生良好的精神状态。旧金山一研究所曾对37500名成年人的性生活做了分析研究，发现性生活美满的人少有忧虑、暴力观念和敌对情绪。这种美满的感情会互相扩展到配偶之间，并融入夫妇的关系中。温柔的性生活可帮助人显示出最佳心平气和状态；

6.性与衰老

女性在三十五岁左右，骨骼开始疏松，性爱可以调节胆固醇，保持骨骼的密度，减缓骨质疏松。使整个人看上去步态轻盈，身体的灵活性也强；

7.性与男性健康

适度的性生活，可使男性的睾丸酮分泌量增多，使男性的肌肉更发达，体重增加，提高了骨髓造血功能，而且还能减少体内脂肪的积存；

8.性与大脑发育

根据日本的医学研究表明：适当的性生活有助于防止大脑老化和促进新陈代谢，记忆力也较强；

9.性与失眠

所有人都渴望有个深沉、甜美的睡眠，但是各种各样的原因导致的失眠，经常困扰着大家。特别是女性，更容易失眠。而当经历一次和谐的性生活后，紧张激动的身体开始放松，肌肉也在满足之后的疲倦中得以舒展，睡意自然而然地袭来，有助于消除失眠症。而且性生活越是美满，事后也越容易入睡；

10.性与神经

性生活是指为了满足自己性需要的固定或不固定的性接触和性交，但是不限于性交。男性的性生活包括性欲的产生、性兴奋、阴茎勃起、性交、射精、性高潮出现、阴茎疲软、性欲消退等过程。女性的性生活包括性欲的产生、性兴奋、前庭大腺及阴道润滑液的增加、性高潮的出现、性欲消退等过程。性生活不仅涉及生殖系统，而且还和体内的其他系统相互关联、相互作用、相互协调。这主要受神经系统和内分泌系统的控制，因此，正常的性交有利于神经系统的调节与神经功能的健康与发挥。需要说明的是男性性行为是主动行为，依赖神经的调节程度较女性更大。缺乏正常而健康的性生活，男性容易出现性功能障碍，因此，男性性知识教育和性功能保健更加重要。

事后措施。

1.避孕

紧急避孕药，要求在无保护性交或避孕失败的性生活后24小时内首次使用，最迟不超过48小时。原理：改变子宫内膜，使孕卵不能着床。医生关照：紧急避孕不应作为经常使用的避孕手段，因为它不能阻止排卵和受精，此种药物对子宫内膜和内分泌干扰很大，用后往往有不正常出血和闭经。在做人工流产术的同时放入宫内节育器。但对避孕环多次脱落和带环妊娠的妇女，应改用其他避孕方法，人工流产术后恢复月经者应及时请医生帮助选择避孕方法。女生20岁之前要掌握避孕常识。16岁前不宜用内服避孕药，避孕套是最佳选择。16岁以上的人群，最佳避孕方式是口服短效避孕药。紧急避孕药每年使用最多不超过3次，每月使用不超过1次；

2.私处卫生

不管是男性，还是女性，在性生活前都要保证私处的卫生。不然很容易让女性患上妇科疾病；在性生活后，清洗私处是十分有必要的，但要注意，不要过分清洗，不然会破坏私处的酸碱平衡，也会破坏私处的自身清洁能力，用温水清洗就可以了。

孕期事项。

（1）如果准妈妈过去曾经流产过，那么医师会建议孕妇怀孕前几个月最好禁止性生活，直到流产的危险期过去为止；

（2）已有流产的威胁存在时，如果准妈妈在性交当时或之后有阴道流血的情形，或有下腹疼痛的现象，应找医师检查一下，若有流产的迹象，应暂时停止性生活；

（3）准爸爸患有性病，性病的病菌会在性交时传染给孕妇及胎儿，因此在彻底治愈之前，应禁止性生活；

（4）准妈妈阴道发炎，在性交时会将病菌传染给胎儿，因此在彻底治愈之前，应禁止性生活；

（5）胎盘有问题时，如果准妈妈有前置胎盘，或胎盘与子宫连接不紧密时，性交可能会导致流产，应暂时停止性生活，等情况稳定后才可恢复性生活；

（6）子宫收缩太频繁，如果准妈妈发现自己子宫收缩太频繁，为了避免发生早产，还是要避免性生活，并找医师检查一下；

（7）子宫闭锁不全，随时都有流产的危险，应避免性生活；

（8）早期破水，若未到预产期，此时孕妇须安胎，但因保护胎儿的羊膜已破裂，病菌可能会进入子宫而感染胎儿，所以此时应避免性生活。当有以上情形出现而必须禁止性生活时，准妈妈可以用手的爱抚来满足老公的欲望。然而有一点必须注意，若医师已警告准妈妈禁止性行为是因为子宫收缩的关系，那么此时任何会引起准妈妈性兴奋的行为都必须禁止，包括触摸乳房及外阴部等等，因为这些刺激也会引起子宫收缩，危及胎儿安全。

不宜行为。①重病初愈，一般说来，患病期间应杜绝性交。由于疾病的种类繁多，病情轻重不一，最好本人坦率地向医生征求意见；②过度疲劳、酒醉或情绪不好时，不宜过性生活。男子在醉后，其精子可发生畸形，如果受孕，会影响胎儿；③月经期间 一般情况下，女性阴道分泌液呈酸性，能杀死外来细菌。但在月经期阴道分泌液被经血中和成碱性，成为良好的细菌培养基。来月经时，子宫内膜脱落，子宫内有伤口，子宫口又微开，性交易将细菌带入，引起生殖器官发炎。如果原来就有慢性盆腔炎者，经期性交更会引起急性发作。经期性交也可加重子宫充血，使经血增多、经期延长或经期不适加重；④妊娠头3个月及最后3个月要禁房事。妊娠初期，胎盘在子宫里未长牢，性交易刺激子宫收缩而导致流产。在妊娠后期，性交易引起早产、子宫出血或产褥热。妊娠的其余月份性生活也要节制，动作不应剧烈，不要过分压迫女性腹部；⑤分娩后至子宫复原以前（约6~7周）不宜性生活。否则，会引起生殖器官发炎，子宫出血或妨碍会阴、阴道伤口的愈合和产后健康的恢复。如果产后阴道血性分泌物（恶露）持续时间较长，则节欲时间也要相应延长；⑥女子放环（或取环）及男子输精管结扎后，两周内禁止性生活。女子作输卵管结扎后，一个月内要避免房事；⑦医生认为要避免性生活的其他情况，比如说身体不适、心情烦躁不安等情况。

女性过早性生活的危害。由于青春期少女生殖器官发育尚不成熟，外阴及阴道都很娇嫩，阴道短，表面组织薄弱，性交时可造成处女膜的严重撕裂及阴道裂伤而发生大出血，同时还会不同程度地将一些病原微生物或污垢带入阴道，而此期女性自身防御机能较差，很容易造成尿道、外阴部及阴道的感染。

如控制不及时还会使感染扩散。

不良后果。①由于女性在月经来潮以后，卵巢开始排卵，性交时如不采取有效的避孕措施，极有可能发生怀孕，一旦怀孕，必须做人工流产，而人工流产不仅对女性身体不利，可引起一系列的并发症，如感染、出血、子宫穿孔以及婚后习惯性流产和不孕等，而且因为周围舆论压力和自责、内疚，给女性造成严重的心理创伤，甚至会影响婚后正常的性生活。因为少女的性行为常常是在十分紧张状态下偷偷摸摸进行的，缺乏必要的准备（主要指有关性知识的学习和思想方面的准备）。同时在性生活过程中和事后又因怕怀孕、怕暴露而产生恐惧感、负罪感及悔恨情绪，久之还会使人发生心理变态如：厌恶男子，厌恶性生活，性欲减退，性敏感降低和性冷淡。②影响学习和工作。少女的青春期正处在学习、工作和积累知识为自己创造辉煌未来打基础的黄金时代，如果有性生活必然会影响学习和工作，对本人、家庭和社会都不利。所以说青春期应忌性生活，青春期女性应十分珍惜自己的青春与身体，应把注意力和兴趣投入到学习、工作中去。这对于自身的健康成长、工作学习、生活幸福都有重要意义。

常见误区：

（1）初夜必在痛苦中度过。初夜泛指第一次性交，一般而言，初夜由于处女膜的破裂可使女方有轻微的疼痛。但由于性的冲动，这种微痛很容易被掩盖过去。有些文人为了情节的需要把它渲染成"痛入肺腑的撕裂"，显然是言过其实，而以讹传讹又使一部分女性长期对此存在紧张心理，由此而抑制了新婚之夜性欲的发挥。这时，前庭大腺的分泌受到抑制，阴道口由于缺乏润滑液而变得干涩，造成阴茎进入困难。没有经验的新郎只知冲动却不懂得体贴，粗鲁的动作可能导致疼痛或创伤出血的结局。这从表面看像是被上述的描写言中，但实际上并非应该如此。如果双方都懂得性知识，都能使性欲得到充分的发挥，使女方能有足够的阴道润滑液和阴道口润滑液，男方又能在温柔、体贴上细下功夫，双方尽力默契和协调，则初夜完全能在欢愉中度过，即使稍有疼痛，也会被性的兴奋所冲淡。和谐的性生活必须双方同时达到高潮。人们总期望着最好能双方一同到达高潮，但这并非每次都能做得到，因为双方在性唤起到性高潮过程中，不免有程度上的不同和进度上的差异。由于男方在性高潮（表现为射精）之后，出现了性不应期，即不可能马上出现第二次高潮，而女性不存在不应期，故能够连续多次地出现性高潮。因此，更为理想的做法是使女方先出现高潮，到男方达到高潮时，女方已有一次或多次高潮出现。当然，每次性交不可能都如此。只要双方在感情上，即性心理上能得到满足，不出现性高潮也应算是和谐的性生活；

（2）除男上女下外的其他体位都是反常的。男上女下的性交体位被称为"传教士式体位"或叫做合法体位。其名称来自南太平洋群岛的土著波利尼西亚人。当年欧美天主教教士到此传教时，见这里的土著男女都不着衣服，常常在众人面前毫无羞耻地随意性交，性交体位几乎无奇不有。后经感化，土著们听信了教士的教诲，谓只有男上女下的体位才能表达对上帝的虔诚，其余姿势统统属于非法。故此而有传教士式体位或合法体位之称。而事实是，不同的性交体位有着不同的性效应，它给男女双方各自不同的性感受。这是维持夫妻间能有长期性兴趣的条件之一。至于应以哪种模式为宜呢？人们认为，只要在婚姻范围内、符合卫生要求、双方又都完全愿意的情况下，任何体位都是合理合法的，社会和宗教不应随便予以干涉；

（3）性交时间越长说明性生活质量越高。早泄，即过早地射精，它是男方所不愿见到，也是女方所不愿接受的一种男性性功能障碍。由于在极短时间内射完精，整个性生活过程便只好草草收场。遇有此类情况者被列为性生活质量不高的一种。于是，有人以为性交时间越长越能证明性生活质量越高。其实不然。性生活质量的高低应以双方是否在性生理和性心理上共同得到满足，即在精神和肉体上是否获得愉悦和安慰。至于时间的长短则应以双方的共同需要而定。时间维持太长，男方可能感到厌烦或疲劳，女方分泌物将渐渐减少使阴道从润滑转向干涩，或从快乐转为痛苦，从兴奋转为麻木。生殖器及盆腔部较长时间的充血反而影响局部的血液循环，双方均有可能在事后出现腰疼、下腹坠痛或直肠痉挛等现象。因此，性交时间长短也应有度，虽无标准值，却可自行衡量，那便是："满足"为度；

（4）少一点事后温存都是丈夫不可原谅之过。由于男性高潮之后出现了急剧的收场状态，而女性高潮后的性欲则是缓慢的长坡形消退，因此一概指责那些射精过后不给妻子事后抚摩而蒙头大睡的丈夫是性欲的自私者。这些指责实际并不全都正确。例如，男方在诱导对方性唤起或促进女方达到性高潮过程中已消耗了一些体力，或在男方性兴趣不太浓情况下的应酬式交合，或在此前男方已有相当体力消耗尚未得到恢复情况下的性交。这些，即使女方确未得到性满足，但男方射精后已处于十分疲惫之中，体力和精力不容许他有再做事后抚摩的可能性，这时的蒙头大睡是处于不能自拔状态中。这样，对丈夫的指责便过分了。因此，对于夫妻性事，应提倡理解、谅解、体贴、协调；

（5）野外性生活。旅途总是能给人不一样的感觉，对于性生活来说也是如此。但是，在享受新鲜而美好性爱环境的同时，要格外注重安全和健康。首先，野外性生活不宜经常尝试。虽然美好的自然环境很容易激发爱侣的激情，但卫生状况永远是保证性爱健康的第一要素。环境温馨、干净的酒店才是最佳选择。其次，到温泉度假胜地旅行是不少爱侣的选择。这里提醒一下，浸浴环境容易带来交叉感染，尤其是女性，一定要确认公共浴池经过严格消毒后再浸泡。虽然酒店会为大家准备好洁净的浴巾，但最好还是随身携带自己的毛巾。女性在泡温泉后最好选择淋浴的方式进行最后清洁。另外，旅行中衣物清洗难免不够及时。由于旅途劳累或居住卫生条件差，再加上性生活频繁，女性最容易出现尿道炎、膀胱炎、肾盂肾炎、子宫内膜炎等疾病，严重时还会引发不孕。因此，性生活一定要注意卫生，内衣要勤换洗。最后，旅行的兴奋很可能掩盖身体的疲劳感，因此，即使是在蜜月中，性生活也一定要节制，以第二天不感到疲劳、精神尚佳为准。

相关疾病患者的性生活。包括男性心肌梗死患者、心绞痛患者、充血性心力衰竭患者、高血压患者、中度以上髋关节炎患者、下肢瘫痪患者等特殊情况，患者上述这些病的患者常有性生活的要求和欲望，但身体健康水平又常妨碍或防止他们进行性活动，这在男性患者尤为突出。在这种情况下，可采用女上位体位性交，在这种性交姿势中，女性以膝承担自己体重，可全面控制运动，无需男性作任何明显运动即可完成。

第四章 中药抗菌剂的构成极其意义

一、中药抗菌剂为何能治多种炎症？

生殖系统疾病主要是慢性炎症引起，这里主要谈谈中药抗菌剂为何能治疗生殖系统多种炎症。

中药抗菌剂直肠给药法，也叫灌肠法，我国中药灌肠法早期记载见于张仲景的《伤寒论》。

什么是中药抗菌剂？顾名思义，中药抗菌剂就是中药成分制成的具有消炎杀菌抗病毒的栓剂，或固体栓剂或凝胶栓剂，通过阴道或直肠给药，将药物直接推注到病灶处，对生殖系统慢性炎症进行治疗的药物。不是将中药熬成汤剂或制成丸剂通过口服达到治疗目的的药物。从药物的性质上讲，中药抗菌剂具有消炎杀菌，疏经通络，修复细胞等作用，属于配方精道的高品质的中药外用方剂，而不是一般的中药配方或中药复方外用方剂。这里，我们需要明确四个概念：中药、栓剂、炎症、中西医结合。

1.中药

中药是多种成分构成天然药物，西药是单一成分的化学药物，这是一般的感念。中药相对来讲，具有消炎杀菌、活血化瘀、疏经通络、去腐生肌、修复细胞等功能。而西药，一般为杀菌杀毒，不具备修复细胞和疏经通络的作用，因此，对慢性炎症基本无效，即便是杀灭了细菌病毒，变质的细胞仍然还在，疾病仍然会复发。这个是中药和西药截然不同的特点，也是中药抗菌剂之所以能够治疗生殖系统不同器官的慢性炎症的关键所在。

2.栓剂

中药抗菌剂属于外用栓剂，通过阴道与直肠给药，药物直达患处，药物浓度高，直接进行治疗，效果相当于口服中药的几十倍，因此，能够达到治疗效果。外用栓剂和口服中药汤剂不一样，口服药需要通过肠胃吸收与血液传播，药物损失大，同时，口服药如果加大药量，药量过大会造成药物中毒，因此，口服药物用量会受到限制，治疗效果会受到影响，对于顽固性的慢性炎症力不能及。西药消炎一般情况下为静脉输液，药物是通过血液流通达到传播，实现治疗功能的。慢性炎症部位，血液循环差，药物到达的药量也比较少，很难达到治疗效果。

3.炎症

炎症是人体对各种刺激（如损伤、微生物感染、化学物品作用等）产生的病理反应。局部有红、热、肿、痛和功能障碍。在炎症过程中，一方面损伤因子直接或间接造成组织和细胞的破坏，另一方面通过炎症充血和渗出反应，以稀释、杀伤和包围损伤因子。同时通过实质和间质细胞的再生使受损的组织得以修复和愈合。因此可以说炎症是损伤和抗损伤的统一过程。

炎症原因：任何能够引起组织损伤的因素都可成为生殖系统炎症的原因，即致炎因子。可归纳为以下几类：①生物性因子：细菌、病毒、支原体、真菌、螺旋体、寄生虫等为生殖系统炎症最常见的原因。由生物病原体引起的炎症又称感染。细菌产生的外毒素和内毒素可以直接损伤组织；病毒在被感染的细胞内复制导致细胞坏死；某些具有抗原性的病原体感染后通过诱发的免疫反应而损伤组织，如寄生虫感染；②物理性因子：冷、热、辛辣食物、挤压、碰撞、拉扯、放射性物质及紫外线等和机械损伤；③坏死组织：缺血或缺氧等原因可引起组织坏死，组织坏死是潜在的致炎因子。在新鲜梗死灶边缘所出现的充血出血带和炎性细胞的浸润都是炎症的表现；④变态反应：当机体免疫反应状态异常时，可引起不适当或过度的免疫反应，造成组织和细胞损伤而导致炎症。

病理变化：炎症的基本病理变化通常概括为局部组织的变质、渗出和增生。①变质：炎症局部组织所发生的变性和坏死称为变质。变质是致炎因子引起的损伤过程，是局部细胞和组织代谢、理化性质改变的形态所见。变质既可发生在实质细胞，也可见于间质细胞。实质细胞发生的变质常表现为细胞水肿、脂肪变性、细胞凝固性坏死及液化性坏死等。间质细胞发生的变质常表现为黏液样变性，结缔组织玻璃样变性及纤维样坏死等。变质是由致炎因子直接作用，或由炎症过程中发生的局部血液循环障碍和免疫机制介导，以及炎症反应产物作用的结果。变质的轻重取决于致炎因子的性质、强度和机体的反应性两个方面。组织、细胞变性坏死后释放的水解酶使受损组织和细胞溶解、液化，并进一步引起周围组织、细胞发生变质出现器官的功能障碍；②渗出：炎症局部组织血管内的液体和细胞成分通过血管壁进入组织间隙、体腔、黏膜表面和体表的过程称为渗出。所渗出的液体和细胞总称为渗出物或渗出液。炎症时渗出物内含有较高的蛋白质和较多的细胞成分以及他们的崩解产物，这些渗出的成分在炎症反应中具有重要的防御作用，对消除致病因子和有害物质起着积极作用。以血管反应为中心的渗出病变是炎症最具特征性的变化。此过程中血管反应主要表现为血流动力学改变（炎性充血）、血管通透性增加（炎性渗出）；③增生：在致炎因子、组织崩解产物或某些理化因素的刺激下，炎症局部细胞的再生和增殖称为增生。增生的细胞包括实质细胞和间质细胞。实质细胞的增生如前列腺中的腺体增生；乳腺增生就是乳腺细胞和腺体的增生。间质细胞的增生包括巨噬细胞、淋巴细胞、血管内皮细胞和成纤维细胞等，如宫颈息肉就是间质细胞增生。增生反应一般在炎症后期或慢性炎症时比较显著，如前列腺慢性炎症引发的前列腺腺体增生。炎症增生是一种重要的防御反应，具有限制炎症的扩散和弥漫，使受损组织得以再生修复的作用。例如在炎症初期，增生的巨噬细胞具有吞噬病原体和清除组织崩解产物的作用；在炎症后期，增生的成纤维细胞和血管内皮细胞共同构成肉芽组织，有助于炎症局限化和最后形成瘢痕组织而修复。但过度的组织增生又对机体不利，使原有的实质细胞遭受损害而影响器官功能，如前列腺增生肥大就会出现尿频、尿急、尿潴留等。

慢性炎症：慢性炎症的病程较长，数月至数年以上。可由急性炎症迁延而来，或由于致炎因子的刺激较轻并持续时间较长，一开始即呈慢性经过。慢性炎症时，局部病变多以增生改变为主，变质和渗出较轻；炎细胞浸润多以淋巴细胞、巨噬细胞和浆细胞为主。

其实，生殖系统炎症一开始并不是急性炎症，不像阑尾炎、肠炎那样快速引发炎症，也不像碰伤、摔伤那样立马红肿发炎，往往发病时总是有这样那样的先兆，属于轻微炎症发展而来，由于没有及时引起关注或进行治疗，才发展到了严重的炎症阶段，到了医院被医生称为急性炎症，于是，开始输液，进行治疗；另一种情况是慢性炎症急性发作，在医院仍然按照急性炎症来处置，进行输液治疗。我们这样分析，是要说明，上述所谓的"急性炎症"其实也是慢性炎症引发，具有慢性炎症的性质。所以说，生殖系统各类炎症多是由于慢性炎症引发的，女性生育过程中出现的意外事故引发的急性炎症除外。

通过生殖系统慢性炎症的原因、发生、发展、结局等分析，我们知道了，生殖系统慢性炎症无论是发生在男性或是女性身上，或是发生在不同的生殖器官，其炎症性质都是一样的，中药抗菌剂治疗只要对一个器官治疗有效，对其他部位器官治疗应该也是有效的。当然，我说的中药抗菌剂是高品质的中药抗菌剂，而不是一般常见的妇科凝胶。

生殖系统慢性炎症可分为：炎症期、病变期、恶变期等三阶段，中药抗菌剂治疗生殖系统炎症期、病变期等前二个阶段的炎症都是有效的，而且，非常容易就能控制病情，消除所有症状，直到治愈，恢复功能。如治疗前列腺炎一般需要十到十五天，特别严重者治疗时间需要长一些；治疗前列腺增生肥大一般需要2个月左右。对第三个阶段即恶变期炎症部分有效。比如：高危型HPV病毒感染后，通过中药抗菌剂治疗可以阳转阴；早期前列腺癌仍可以消除尿路不通等症状，这就是例证。

不完全统计，中药抗菌剂消除人体下腹部慢性炎症如下：前列腺炎、前列腺增生肥大、重度宫颈糜烂、宫颈肥大、宫颈息肉、宫颈囊肿、HPV病毒感染、输卵管堵塞与粘连、盆腔炎、盆腔积液、附件炎、前庭大腺囊肿、子宫内膜炎、乳房肿块（膏剂）、乳腺增生（膏剂）、慢性阑尾炎、精囊炎、血精、精索炎、睾丸炎、尿道炎、结肠炎、直肠炎、膀胱炎、肾囊肿、尖锐湿疣等30多种疾病。

4.中西医结合

中药抗菌剂治疗生殖系统慢性炎症，实际上，这种治疗方法，属于中西医结合治疗的方法。为什么这么说呢？①药物的配方生成，是在中医中药的理论指导下形成的，这属于中医完成的部分。②直肠给药相当于在直肠里挂吊瓶，类似于西医"抗生素"的运用，为什么这个产品名称叫做中药抗菌剂呢？就是中药"抗生素"的意思，一种药可以针对多种疾病。这里具有部分的西医的医学理念。当然，这个项目不是简单的抗生素概念，抗生素不具有疏经通络和修复细胞的作用，本项目远远超出一般抗生素的范畴，所以，本项目可以治疗生殖系统不同器官的慢性炎症，而对人体没有明显的副作用。

二、中药抗菌剂与中药酶解技术

科学总是在不断地进步，中药的提取已经进入菌草酸酶解技术阶段。由于酶解中药在体内传播的方式与传统中药汤剂不同，汤剂主要通过肠胃吸收，血液传播；酶解中药主要通过黏膜吸收，通过经脉横向传播。中药酶解后有类似中药小分子肽物质，具有深度修复细胞和再生细胞的能力，所以，酶解中药具有快速吸收、快速起效等特性。因此，中医药治疗的途径会发生巨大改变，对于中医内病外治理论会产生积极影响，有利于减轻药物副作用以及对疑难疾病的有效治疗，无疑，中药抗菌剂在新技术的支持下提升了临床治疗效果，这里必不可少的要介绍一下菌草酸酶解技术的应用。

中药提取经历了不同阶段：

1. 浓缩法

浓缩法是几百年来沿用至今的以"煎""熬""炼""蒸"的方法获取水溶性制剂，但在生产过程中，由于高温的作用下一些易挥发物质随着温度的升高而挥发掉，在高温的作用下有许多生物蛋白活性被破坏了，最后药渣扔掉了，仅能获取一些水溶性成分，又因水溶性成分很难进入细胞内，仅能在细胞外液中存在，起效慢，效果受到限制，同时受一些理化因素的影响随时可以解离，这就大大地影响了生物制剂的药理作用和可利用度；

2. 临界萃取法

临界萃取法是用摄氏40度以下的水做溶媒，根据获取生物所需的物质，用不同温度的水来提取其所需的成分，但仍然是水溶性物质。这种工艺仅能用于单独的物种的提取，不能用于中医中药配方中所含多种物质成分的提取，局限性很强；

3. 菌草酸酶解技术

菌草酸酶解技术是以六种或更多不同类型的生物酶有机地结合在一起，在常温常压下完成包括所有的植物和动物在内的生物物质的分解过程，可获得除水溶性以外的脂溶性成分。生物制剂中的脂溶性成分是几百年来中医中药，成方中难以获取的成分。脂溶性成分的特点是可以通过细胞膜的脂质双层直接进入到细胞内液，不易解离，快速发挥药理作用。在酶解的过程中可使中药能游离出大量的活性的小分子蛋白和肽类、氨基酸类物质及150~200种的微量元素，同时将毒性物质改变成无毒性。因为在酶解的过程中使蛋白分解成氨基酸，可在体内重组，这种过程在体外酶解时已经消除了毒性，无毒无害并具有强大的酶原激活物的功效，再由被激活的酶原将酶激活，引发了一系列的生化反应，所以此类制剂生物利用度高，起效快，最快10分钟内即可发挥生理效应，疗效确切。菌草酸酶解技术可使生物制剂中的物质成分量化，细化。因此，这一新的工艺为中药量化开辟了崭新的道路，这一技术也为中药走向世界提供了坚实的基础。

菌草酸酶解技术所生产的中药抗菌剂有着水溶性和脂溶性共有的特性，是含有大量天然游离性的氨基酸类小分子肽类元素，在体内的动力学是有着被动转运和主动运转的双重性。①被动转运是由浓度高的一侧向浓度低的一侧扩散，至通过细胞膜的脂质双层进入细胞内，发挥生理效应；②主动运转是靠酶做动力主动选择性寻找靶器官去发挥生理作用。细胞本身有着吸附肽类物质的特性，所以脂溶性越大吸收越快，显示效果更明显。充分发挥中药特有的药性，并在酶促的作用下可以解决红细胞电极的凝聚性使之处于游离状态，便有着更多的携氧性，携物质性，增加了血氧的饱和度，加速了物质的交换率，来供给全身各系统；又可将体内的代谢产生的毒性物质进行转化加速灭活排出体外。

酶解技术形象描述：以前，中药提取多为水解汤剂，只是提取了中药的部分成分即水解物，大量的或更重要的成分遗弃了，没有发挥中药本应有的全部治疗功能，因为我们人类不能消化吸收中药里边所含的植物木质纤维（草或者树枝）、动物皮壳（蛇蜕、贝壳）、骨头等，但是，牛羊可以消化植物纤维，肉食动物可以消化骨头，那么，我们运用了类似牛羊和肉食动物胃液中的酶，在酶解罐中分解了植物纤维、动物皮壳、骨头等物质，将这些物质分解成小分子、氨基酸及肽类，相当于牛羊和肉食动物消化吸收后流淌在牛羊和肉食动物血液或细胞中的物质，这些物质无需人体再消化吸收，人体细胞可以直接吸收了，那么，我们人类通过服用这些物质或皮肤外抹这些物质，人体细胞轻松地吸收这些物质所蕴含的全部成分，因此，起效快，疗效好，治疗效果比传统中药可能高出几倍至几十倍。

酶解中药抗菌剂超能量：①酶解中药实现中药成分质的改变。以前，中药水取只是提取部分中药成分，这些成分进入人体后，只能大量存在于细胞外液中，很少进入细胞内液中，不能全方位补充细胞所需，所以，治疗效果受到限制。酶解技术的运用，将中药配方中的所有物质成分分解，这些物质进入人体后，可快速进入细胞内液中，对细胞进行全方位的补充，不仅仅是细胞得到营养与修复，就是与细胞相关的间质细胞、骨质、头发等都能得到营养与修复，所以，起效快，疗效好。中药抗菌剂在研制过程中发现，原来水取浸膏添加凝胶需要3%，酶解之后的粉剂物质仅需要添加0.5%，而效果比以前水取浸膏还要好，不仅仅保持抗菌凝胶原有杀菌的功能，细胞修复功能更加突出，具有了快速修复受损细胞或再生细胞的功能，因此，对于治疗因细胞变异导致的慢性炎症更加有效。我们举个肉眼可以观察到的案例来证实这个问题，比如：酶解中药凝胶修复皮肤损伤及痘痕痘印，一般仅需要10天左右，修复过程中有可能出现"痒"或"痛"，这是因为症状严重，修复神经时会痒，打通经络时会痛，一般3天这种治疗反应就会消失。接下来，面部痘痕痘印、皮肤增生等会得以修复，皮肤变得平平整整，焕然一新。这是原有抗菌凝胶所不能实现的。触类旁通，酶解中药凝胶对于腺体增生也同样有很好的疗效，比如：前列腺增生、乳腺增生等。具体讲：一个月时间的治疗，前列腺增生可以将直径缩小0.5~1cm。这就是酶解中药提升了中药抗菌剂对细胞修复的功能，慢性炎症不好治愈主要是炎症区域内受损的细胞难以被修复，酶解中药这一细胞修复的功能对于治疗生殖系统慢性炎症起到了积极作用，这就是酶解中药质的变化最好的佐证；②酶解中药实现了中药成分量的变化。2014年国家参茸产品质量监督检验中心作出报告，同样的人参进行质量检验，结果显示：没有酶解的人参，二醇含量为0.063%，三醇为0.081%；经过酶解的人参，二醇含量为：0.13%，三醇含量为：0.28%。这些例子说明，同样的物质，酶解前和酶解后重要的成分含量差距巨大，这些多出来的成分从哪里来的？起了什么作用？至于从哪里来？这就是在酶解的过程中呈现出物质转化过程，由生物糖转化为醇。所以酶解之后的人参主要成分总皂苷在量的方面增加了30%，人参二醇增加了2倍多，人参三醇增加了3倍多，这些成分量的增加，无疑增强了药物的治疗作用。这就是酶解中药量的变化的佐证。

中药酶解与量子生物：酶解技术将生物分解成物质的最小单位，这些物质可以直接进入细胞，并带给细胞足够的能量，使得细胞快速的活跃并健康起来，于是，疾病消失了。量子即物质的最小单位或最小的能量单位，生物酶解技术是不是或接近于量子生物概念？值得思考。生物酶解有两个基本特点具有研究意义。一是酶解可以将物质分解为物质的最小单位，这符合量子概念；二是酶解实现了全物质的分解或全信息（能量场或能量波）收录，全物质全信息是不是可以构成能量场发出能量波，酶解物质进入人体后，能量场实现转换和发挥，是不是可以说酶解实现了生物的能量场能量波即能量的转换？如果这个描述与基本事实相符的话，生物酶解就是接近量子生物技术。

中药酶解毒性体验：我们研发生产了一款可以抗焦虑的药物，纯中药配方，可以快速催眠，特别敏感者服用半小时后就可以进入睡眠，多数患者当天服用当晚会改善睡眠，特别严重者可能会服用二三天后产生效果。具体用量为：一天口服两小袋，一袋0.5g，仅仅服用1g，就可以达到抗焦虑的效果。在试验中，这种产品对于没有焦虑症状的失眠患者，服用了是没有效果的，即便加倍或加几倍的药量也不会有明显效果，但是，也不会出现异常现象。然而，服用超量后，有些人就会出现上火现象，晚上睡觉，身上发热，嗓子发干，就像喝牛奶喝多了上火一样。这个现象很普遍，这个普遍现象足以说明，酶解中药服用超量后不会中毒，疗效不会像一般中药服用量加大而疗效加强，只会有营养过剩，出现上火现象。这说明，中药酶解后原药物已经失去毒性，如同牛奶、果汁一类食品，可以放心食用。

（本篇文章部分段落引自张新的论文：《菌草酸生物酶解制剂技术研讨》）

三、健康医学与中药抗菌剂

医学应该和其他学科一样随着人类文明的发展而发展，随着科技的进步而进步，遗憾的是，有时候会出现较大的曲折。大量的实践证明，人体是大自然的产物，就像大自然一样，医学如果不按照自然规律来对待人体的疾病，就会违背医学原本的意愿陷入医学发展的泥潭之中，制造出更多的疾病与痛苦。

在发现和认识真理的过程中曲折是难免的，医学发展也是同样的道理。人们会在疾病的痛苦中醒悟，在失败和教训中崛起，在付出极为沉重的代价后重生。大众创业，万众创新的精神，给医学发展提供了动力，新思维、新理念给医学的发展注入生机。

十九世纪，抗生素的诞生为医学的进步做出了贡献，经过一个世纪的应用，抗生素及其西药在治疗疾病的同时，又为患者埋下了难以克服的隐患。抗生素由于它纯度高，杀伤力强，破坏体内有益菌生存环境，同时，抑制了人体自身的免疫系统功能的发挥。长期使用抗生素，造成人体的抗药性及免疫力的下降，内分泌的失调，引发人体衰老效应，随时可能出现病变。这是抗生素难以自我克服的一道难题。

医学发展到今天，已经面临着巨大的挑战。无论是中医还是西医，就单纯疾病治疗而言，医疗单位之多、治疗手段之多、设备仪器之多、药物品种之多都是空前的，然而，许多方面都不能令患者满意，甚至许多患者对医学抱着失望和疑惑的态度离开了人世。大家都非常清楚，心脏病专家死于心脏病，糖尿病专家死于糖尿病，肿瘤专家死于癌症。这是为什么呢？在住宅区，到处可以看到岁数不大就拄上了拐杖，年纪不老就坐上了轮椅。耳边经常可以听到某某猝死的消息。这就是目前医学造就的人类生存的噩梦！所以，通过积极地思考，我们不得不把医学分为两类，一类为健康性医学，简称为健康医学；一类为伤害性医学，简称为伤害医学。这两类医学在未来的发展中一定会出现分化，这是医学发展中医学价值观本身所提出的要求，也是无数患者在疾病与痛苦中必定会做出的取舍，同时，也是医学发展面临困惑时必须做出的选择。

几年前，部分人曾对中医中药产生过怀疑，所以说，没有伤害医学的存在，没有伤害医学造成的不可挽回的遗憾，就没有今天人们对医学的重新认识，就没有比任何时候倍加感到中医药文化的可贵，就没有现在的健康医学的诞生。

什么是健康医学？就是通过药品、医疗器械、保健品、营养食品、物理手段等对患者的疾病进行有效的治疗，使患者的疾病得到康复，不会因治疗疾病过程中伤害其他部位产生不良后果或造成新的疾病隐患，这样的医疗技术及治疗就是健康医学。

什么是伤害医学？就是通过药品、医疗器械、治疗手段等对患者的疾病进行治疗时，没有系统管理概念，为了治疗器官A，却伤害了器官B；为了防止炎性疾病的加重与恶化，过度手术，干脆将器官摘除，加速人体系统的代谢紊乱；为了控制某种疾病的发展，使用一种药物后，又引发了另一种疾病的产生。总之，为了眼前疾病的治疗，不顾以后药物或手术产生的不良后果，所谓的"翘翘板"效应，这样的医疗技术及治疗就是伤害医学。

健康医学是一种无缺陷的医学，积极的医学，顺应自然规律的医学，是疾病全面康复的医学；伤害医学是一种有缺陷的医学，消极的医学，不按自然规律办事的医学，不能使人体全面康复的医学。我们区分健康性医学与伤害性医学，目的有3个：一是在观念上要明白两类不同性质的医学，为我们的医务工作者提供思考和判断，在治疗前就应该知道他们所产生的不同结果；二是尽可能采用健康医学来治疗疾病，提高人们的健康水平，减少伤害医学为患者带来的无尽遗憾；三是为医药研发者提供新思路，积极推动健康医学医药与技术的研究，为健康医学提供更多的医药与技术的支持，明确未来医学发展的努力方向，努力成为健康医学的带头人。

在医学发展的道路上，还有很多未知数，但是，伤害医学已经显示出明确的弱点，必须进行改良，必须降低或减少对人体的伤害，在健康医学发展成熟之后，不能通过改造进入健康医学范畴的知识将逐渐退出医疗体系。健康医学是未来医学发展的方向，因此，健康医学研究，将承担起启航的任务。然而，健康医学真正承担起医学的全部重任，道路将是崎岖而漫长的。

健康性医学研究我们才刚刚认识到。虽然我们是健康医学研究中的一员，已有不少研究成果深受患者的欢迎，比如：我们的外用中药抗菌剂可以解决人体下腹部各种慢性炎症，这只是中医理论内病外治的科研成果之一，属于健康医学的一部分，其实，有不少健康医学工作者被边缘化之后一直在坚持，在努力，也有很多优秀成果，只是，我们还没有全面地认识到健康医学将成为一门学科引导医学向前发展，还没有将大家的智慧汇集在一起，形成健康医学体系。

健康医学的观念、理论、体系等尚待进一步完善，其队伍还属于散打游离状态，缺乏健康医学研究院等领军企业、人物和产品，但是，健康医学已有初步构想，破解医学发展的难题逐渐清晰。

健康医学发展的思路：

1.成立健康医学研究院，领先示范与研究，基本成熟后逐渐推广。门诊部可以建立在市区，研究室、住院部可以建立在郊区或与养老院关联。它既不是中医研究院也不是西医研究院，也不是简单的中西医结合研究院，它应该是建立在中医理论与现代医学科技相结合的基础上以健康性医学为主导的一门新学科，至少包含着：营养食品与健康的研究（各种天然维生素）；保健品与健康的研究（保健食品，抗菌抑菌产品，医疗器械、设备、器具）；运动与健康的研究（太极拳，瑜伽，气功，体育）；中医与健康的研究（汤剂，针灸，推拿，火罐、刮痧，熏蒸）；中药与健康的研究（成药，栓剂，贴剂，膏剂）；西药如何减少副作用的研究（运用西药救火，配合中药釜底抽薪，避免西药副作用）；血液与健康的研究；血管与健康的研究；心态与健康的研究；体重与健康的研究；饮食与健康的研究（素食及饮食量化）；工作与健康的研究；环境与健康的研究。

2.以健康医学研究院为龙头，建立健康医学研究学会，集中西医学专家、中医专家及民间中医高手，汇聚营养学家、健身专家等，建立健康医学体系，推动健康医学学术交流，不断推出健康医学新成果；

3.打造一批优质的产品和技术，在国内国际上形成品牌，树立健康医学文化与观念；

4.争取政府的支持与认可并接受管理与指导，享受技术职称的评定与奖励，和其他医学院校享有同等待遇，疾病治疗列入医保范畴，助推健康医学产业化国际化发展，为全人类造福。

健康医学的发展与传播已成为人们的强烈愿望，健康医学的发展不仅在中国内地及港台有着深厚的基础，在印度、日本、新加坡等周边国家也有着强烈的意愿与文化底蕴，甚至，西方国家的医学专家们也在研究中医中药的理论与临床，在西医西药出现困惑的今天，连老百姓都能感悟到西药的危害性等于慢性自杀的时候，健康医学将作为一种产业应运而生。这是中医中药走向世界面临的最大机遇，相信广大中医药企业一定会抓住这个千载难逢的机遇，相信在健康医学产业的发展过程中会不断出现新成果，相信健康医学在世界范围内获得积极的社会声誉的同时，也会为中国人民带来更多的经济效益，助推中国经济、政治、文化与国际社会的交流，实现中国梦！

　　健康医学涉及的范围很广，在有些情况下，治疗简单，效果神奇。就像本书前边介绍的生殖系统健康管理，中药外用抗菌剂一篮子解决生殖系统慢性炎症，西医西药是很难做到的。还有大家熟悉的，在医疗抢救中，人突然晕厥，没有呼吸，用手指掐住"人中"穴，片刻，患者死而复生。再说，严重的髋关节因寒邪入侵引起的瘀滞疼痛，致使患者不能行走，喝中药也缺乏作用，难以打通瘀滞严重的关节。但是，推拿很有作用，推拿高手几个疗程就可以使病人完全康复，虽然治疗时疼痛难忍，但是，治疗好了疾病不留后遗症，不会出现股骨头坏死。西医唯一的办法就是等待着你的股骨头已经坏死了，再来找他，他给你安装人工关节，而且，难以避免并发症带来的痛苦。再说说大家熟知的膏药贴剂，可以缓解全身各处风湿寒邪造成的疼痛，这些都是中医中药的特有疗效。

　　健康医学的任务，就是研究对于人体疾病有用的食品、保健品、药品、器械等之间相互补充、相互作用来治疗疾病，其中包括合理使用西医西药减少副作用等的一门学科。要科学的看待食品、保健品、中药、西药、器械等之间的相互关系，不要人为地将他们割裂开来。健康医学的医生不仅懂得西医，还要懂得中医，还要懂得营养学、预防医学，在给病人开处方时，可以按照病人疾病的需要，既可以开出药品，也可以开出保健品，也可以开出具有治疗功能的营养食品。目的，就是治好患者的疾病。并且，将管理学引入医学，通过预防、保健、治疗等不同的阶段，采用不同的方式患者自我管理不同阶段的疾病，将疾病消除在萌芽及初期可控状态。将传统的中医中药与现代科技结合起来，来满足现代人类健康的需求，以获得疾病的健康性治疗，而这种治疗是积极的，无伤害性的。

中医药的发展需要加快步伐，中医药宝库里还沉睡着无数个珍贵的中药品种亟待转化为商品，为全人类提供健康服务。现在要扭转这种局面，需要更多人做出努力，需要更多的优质中药产品，也呼唤国家医药制度创新，给中药品种转化为商品提供支持。

《中医药发展战略规划纲要（2016—2030 年）》《中华人民共和国中医药法》的出台，对中医中药的放宽准入的程度，前所未有，无疑将推动中医药巨大发展，造福人类健康。

只要有国家的支持，我们可以大胆的畅想一下：或许有一天，一张膏药贴上几天，解除了哮喘病，治愈了肺癌；一支植物肛门栓，解除了感冒发烧，上吐下泻；一支中药肛门栓，治好了直肠癌、结肠癌、前列腺癌、膀胱癌、子宫颈癌等，意想不到会出现许许多多的优质的中药产品。综合型中药注射液体现三大优势：一是杀灭细菌、病毒，而不伤害正常细胞；二是疏经通络，活血化瘀，增强人体免疫力；三是去腐生肌，修复炎症区内受损细胞，使器官紊乱的功能很快恢复正常。三种功能联合作用，不仅可以治疗急性炎症，还可以治愈慢性炎症，分散和化解人体的抗药性，成为健康医学中的精品；也许有一天，由于我们的努力综合性中药注射剂可以治好一系列内脏疾病。也许有一天，由于预防、保健、治疗等健康医学的多方面长足发展，世界上再也找不到疑难杂症，癌症疾病将成为历史。或许有一天，医改有了新法规：中国的所有医院门诊，接待患者首先是中医科，中医中药解决不了的或不适合中医治疗的疾病再转为西医处理，那个时候，西医西药对人们的伤害将会低。

第五章　生殖系统疾病的诊断与治疗

生殖系统疾病的诊断与治疗涉及到临床应用，是生殖系统健康管理的重要环节，也是医生与患者在进行中药抗菌剂治疗疾病时都需要掌握的基本情况。前边通过大量的篇幅进行了生殖系统疾病的理论与临床探讨，使我们对生殖系统疾病的复杂性、疑难性、不规范性等有所了解。总的来说，生殖系统疾病多由炎症引起，在缺乏有效药品的前提下出现了诸多问题，在处置方面可能存在着许多差异，治疗效果不能令人满意，很少能够较好地解决问题，久而久之，加重了病情，成为疑难疾病。现在，我们对生殖系统炎症进行深入的分析，对炎症的发生、发展的不同阶段进行一个科学的认识，对疾病作出正确的诊断，通过中药抗菌剂的应用，生殖系统疾病会得到较好地治疗。

一、前列腺炎

前列腺分为男性前列腺器官和女性类前列腺器官。男性前列腺是男性的性腺器官，女性类前列腺是女性的性器官，只是男性前列腺和女性类前列腺器官，在形状、结构和所处位置有较大的差异，也有研究者说女性类前列腺不是所有女性都有，或者说，女性类前列腺器官未必都发挥了明显的功能，有不确定性，所以，妇科临床医生很难找到女性类前列腺器官。这里我们重点谈谈男性前列腺炎的诊断与治疗。

男性前列腺是不成对的实质性器官，由性腺组织和肌肉组织构成。前列腺如栗子，底朝上，与膀胱相贴，尖朝下，抵泌尿生殖膈，前面贴耻骨联合，后面依直肠，所以有前列腺肿大时，可做直肠指诊，触知前列腺的背面。前列腺腺体的中间有尿道穿过，扼守着尿道上口，所以，前列腺有病，排尿首先受影响。

前列腺的生理功能主要可概括为四个方面：

1.具有外分泌功能

前列腺是男性最大的附属性腺，亦属人体外分泌腺之一。它可分泌前列腺液，是精液的重要组成成分，对精子正常的功能具有重要作用，对生育非常重要。前列腺液的分泌受雄性激素的调控。

2.具有内分泌功能

前列腺内含有丰富的5α-还原酶，可将睾酮转化为更有生理活性的双氢睾酮。双氢睾酮在良性前列腺增生症的发病过程中起重要作用。通过阻断5α-还原酶，可减少双氢睾酮的产生，从而使增生的前列腺组织萎缩。

3.具有控制排尿功能

前列腺包绕尿道，与膀胱颈贴近，构成了近端尿道壁，其环状平滑肌纤维围绕尿道前列腺部，参与构成尿道内括约肌。发生排尿冲动时，伴随着逼尿肌的收缩，内括约肌则松弛，使排尿顺利进行。

4. 具有运输功能

前列腺实质内有尿道和两条射精管穿过，当射精时，前列腺和精囊腺的肌肉收缩，可将输精管和精囊腺中的内容物经射精管压入后尿道，进而排出体外。综上所述，前列腺有四项重要的功能，在人体内发挥了重要作用。

女性没有像男性一样的前列腺器官，有研究者认为：女性前列腺是指类似于前列腺结构的女性尿道周围腺体而言。这些腺体大多集中于女性尿道的后上方，大约92%的妇女有这种组织，其中25%左右可能是真正的前列腺。

女性有类前列腺器官，似乎符合女性"射精"一说。有人观察到，在性交高潮时，阴茎突然抽出阴道，一瞬间女性阴道口内壁临直肠一侧向阴道外射出清澈的一串水液，这串水液至少飚出5cm远的距离，整个水液估计1g以上的重量。这个水液是不是就是女性"射精"？也有许多女性不出现这样的情况，也许有少数女性射出的水液更多，无疑义。问题是这水液从哪里生成并射出来的？这与女性类前列腺有没有关系？类前列腺又在何处？按中医理论推断：黑色食物补肾可以快速改善女性夜尿多或尿频尿急等现象，有可能作为肾脏部分的女性类前列腺就在阴道与尿道之间，由于女性类前列腺与相关激素刺激了尿道括约肌起了快速管控排尿的作用，说明女性类前列腺的存在。另有一种现象：女性在性前戏过后，正式做爱之前多数情况下会出现想排尿的情况。分析起来，女性性欲望发生过程中，性激素刺激了阴道与尿道，阴道有分泌物出现，尿道也就有了排尿的感觉，想排空膀胱里的尿液，做好性交准备。这种性欲望现象或许与男性性欲望产生后阴茎勃起的道理一样，同样受到激素与前列腺支配，使男性保持阴茎的坚挺，做好性交的准备。这个女性类前列腺在性欲发生前起着积极的作用，在性欲高潮时起到女性射精的作用。这就将女性类前列腺的基本功能描述清楚了，这与男性阴茎勃起到高潮来临时射精这一生理过程始终与前列腺有关完全一致。如果这一判断有科学意义，那么，进一步证实了有关专家认为的那样，"这一（前列腺）器官可能存在于女性后尿道附近"。论证女性前列腺存在的意义：一是具有科学研究的意义。一般讲，人体器官男性和女性器官生长会存在相对一致性，比如乳房、乳腺器官，女子乳房、乳腺是为了哺乳，男性乳房、乳腺器官，没有生理价值，只是个摆设，但是，这个摆设仍然可以引发疾病，这个摆设也很重要，在人体结构上产生形体美。那么，男性前列腺的存在，主要是管控男子射精和排尿，女性也应该有个相对应的器官即类前列腺，管控女性"射精"与排尿，这属于推断，但有一定的合理性。为什么要推断呢？因为女性前列腺还在讨论中，临床及解剖学尚未证实；二是具有临床意义。女性前列腺和男性前列腺一样，既可以发生炎症或感染，也可以出现腺体增生，其临床症状也比较相似，所谓的女性膀胱炎出现的尿频、尿急、尿等待等症状，有可能就是女性前列腺炎或前列腺增生引起的，与膀胱关系不大。在运用抗菌剂治疗女性前列腺方面与治疗男性前列腺一样，通过直肠给药方式进行治疗，因为这一器官是在盆腔内，比较开放，比治疗包裹紧实的男性前列腺容易得多。

单纯性前列腺炎，就是前列腺刚刚引发炎症，白细胞或升高，会阴潮湿坠胀，尿道有炎症，排尿刺痛，尿频尿急，滴白等。一般发病时间不长，多数患者为1个星期或1个月以内，不适感反应比较强烈，为急性期，或者称首次发病期。这时候的前列腺组织细胞没有受损，腺体没有被堵塞，血管畅通，药液容易进入前列腺包膜，即便是慢性前列腺炎，只要没有出现腺体堵塞形成肥大或是增生，都是容易治疗的。一般首次发病的患者，会直接去医院治疗，一般医院接到这样的患者，就是抗生素抗炎处理，静脉滴注头孢7天，一般治疗细菌性感染，炎症也是能够得到消除的，如果是支原体、衣原体及病毒等感染，治疗效果就不理想了。这个时候，医院采取细菌培养，确定是什么细菌引起，再进行药敏试验，同样可以收到一定的成效。但是，前列腺炎并非那么简单，由于多方面引起的炎症就比较复杂，治疗起来也不那么容易，久治不愈，就变成慢性前列腺炎，甚至，形成前列腺肥大。

前列腺是功能性器官，运动起来特别剧烈，这就容易理解为什么说手淫频繁就会造成前列腺炎，因为手淫刺激过强，前列腺射精过猛，前列腺受到了剧烈的伤害，因此，容易造成前列腺炎。这样剧烈运动的器官，本身就容易受到伤害，然而，受到伤害后，许多患者不及时进行治疗、保健，带病上岗，排尿、射精等仍然需要频繁的机械运动，伤害的程度就会不停地加大。

前列腺器官属于人体器官中遭受磨难最多的器官之一。人在青春时期，由于性成长与性诱惑、性好奇，频繁的手淫造成前列腺的伤害，有些年仅20多岁就患了严重的前列腺疾病；步入青中年后，由于性药的出现，助长了过度的性生活，造成了前列腺的过度伤害。近年来，前列腺炎发病逐渐年轻化已成为社会现象；壮年以后，前列腺是率先出现退行性变化的器官之一，随之，前列腺炎出现高发期；进入老年，由于没有简单方便可行的预防炎症感染的药物，前列腺总是受到泌尿系炎症的拖累，反复出现前列腺慢性炎症，影响老年人的生活，直至出现严重的病变。毫不夸张地说：前列腺已成为男人的"生命腺"。

病因：导致前列腺发炎的原因很多，感染的、损伤的、退行性的等，这里介绍几个导致前列腺炎的主要原因：

（1）前列腺充血：性生活过频，手淫过度，恣情纵欲；性生活过度抑制，长期久坐，骑车骑马等，导致前列腺长期主动或者被动充血，并直接压迫会阴部，导致前列腺反复损伤，进而引发前列腺炎；

（2）不健康的生活方式：男性有抽烟酗酒，吃辛辣油腻食物，经常熬夜等不良生活习惯，容易导致湿热内生，淤积于生殖器官而使其充血并引起性兴奋，容易诱发前列腺炎；

（3）感冒受凉：感冒受凉可引起人体的交感神经兴奋，导致尿道内压增加、前列腺管收缩而妨碍前列腺液排泄，产生淤积性充血，容易诱发前列腺炎；

（4）细菌感染：一是淋巴感染，比如下尿路感染和结肠、直肠的炎症可通过淋巴管道而感染前列腺，产生炎症；二是直接蔓延；三是血行感染，细菌性前列腺炎患者大部分是由于微生物感染所致；

（5）尿液刺激感染：当病人局部神经内分泌失调，引起后尿道压力过高、前列腺管开口处损伤时，就会造成尿酸等刺激性化学物质反流进入前列腺内，诱发慢性前列腺炎。

诊断：前列腺炎包含细菌性炎症和非细菌性炎症两大类。细菌性炎症，这里说的细菌包括：细菌、真菌、病毒、支原体、衣原体、寄生虫等，一般为感染炎症；非细菌性炎症，泛指各种损伤或退行性因素等，一般为自源性炎症。两种因素引起的前列腺炎，其症状表现基本是一样的：会阴潮湿与尿刺痛，严重者附加其他下腹疼痛等多方面症状，但是，会阴潮湿与小便刺痛是基本特征，必须明确，它是确认前列腺炎的关键症状。在诊断时，如果没有排尿障碍，如：尿不尽、尿等待等症状，就可以确认患者为一般前列腺炎，按前列腺炎治疗就可以了。

前列腺炎是指单纯性的前列腺发炎，而不是前列腺增生肥大。前列腺炎一般为初次发生或虽多次发作，由于治疗及时，每次治疗都比较彻底，没有形成反反复复的慢性炎症。进而讲，即便是慢性炎症，但是，由于病程时间不长，不超过1年或2年时间，病情还不是非常严重，尽管有腹痛或者尿痛，但是没有出现尿路堵塞。这个阶段，我们都可以把它看成是前列腺炎，或者说，这个阶段，病情以炎症为主，还是可以按前列腺炎进行治疗。

治疗：目前，医院治疗前列腺炎的常规方法有四种。药物疗法：西药抗菌消炎，中药活血化瘀；理疗：如热水坐浴、微波、激光、直流电药物导入、磁穴、超声波、机械震动等；管子冲洗法：将药物灌入管子里面后，插入体内，对前列腺进行冲洗。这些治疗方法看上去就让人觉得前列腺病治疗起来很复杂，治疗效果多数患者不满意，急性炎症拖成慢性炎症，甚至，前列腺出现肥大增生，身心受到伤害。

外用中药抗菌剂通过直肠给药治疗前列腺炎，方法简单，患者自己可以操作，安全无副作用，按照使用说明进行治疗。一般情况下，当晚用上一支抗菌凝胶，第二天就会感觉会阴潮湿症状有所减轻甚至潮湿症状消失殆尽，所以，对于那些对产品治疗效果有疑虑的患者可以进行试用，当晚试用，第二天见效，症状减轻，患者就消除了顾虑，治疗就进入了程序。一般10~15天就可以治愈。同时，需要饮用花青素进行补肾，增强生殖系统抵抗力，提高抗感染能力，如果患者有夜尿多症状，很快会得到改善。治疗中少数患者可能出现症状反复，这属于正常现象，原因是患者本身可能有这样那样的没按注意事项去做造成的轻微的症状反复，当治疗到一定程度的时候，这种反复就不会出现了。也许由于病情特别严重，药物不能达到体外尿道部分，尿道口炎症尚不能彻底消除，感觉不舒服，那么，可以运用抗菌凝胶膏剂外用，直接涂抹阴茎、尿道口、龟头等，1天2次，配合栓剂进行治疗，几天后会有很好的效果；也有前列腺炎症伴随湿热下注，当前列腺炎症消除后，尿道有时还会出现热辣辣的轻微炎症现象，这种情况可能是患者阴虚火旺造成，需要巩固性治疗，或服用知柏地黄丸等成药进行调理。

保健：前列腺炎的原因与我们的生活息息相关，前列腺炎完全治好之后，一切症状消失3个月之后，一般不易复发，喜欢喝酒和爱食辛辣食物的朋友，每天一二两白酒和轻微辛辣食物是没有关系的，但不可过量，根据自己情况酌情把握。对前列腺炎影响较大的是啤酒，尽可能禁喝啤酒。希望男性朋友在日常生活中，注意饮食清淡，劳逸结合，保持身心舒畅，少熬夜，多运动等，养成良好的作息饮食习惯，才能有效地预防前列腺炎的发生。

如果再次患上前列腺炎，早日进行治疗，才能很好地控制病情，将疾病危害降到最低，并且每次都要彻底根治。中药抗菌剂既能治疗前列腺炎症，也能预防前列腺炎的发生。具体做法：当你每次同房过后，直肠给药，用上一支抗菌凝胶，既防外源性感染，又防自源性损伤，或者，同房前，在阴茎及龟头上涂抹抗菌凝胶，既可以起到润滑作用，还可以起到保健和预防感染的作用，或者在同房后觉得有不舒服感觉就立即涂抹抗菌凝胶，药液可以通过龟头尿道口及尿道海绵体渗入阴茎起到抗感染作用，确保生殖系统安然无恙。

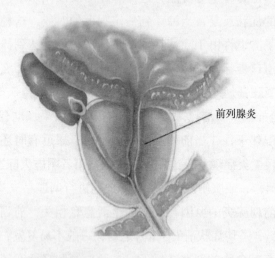

前列腺炎

二、前列腺增生

前列腺增生与前列腺肥大是两个不同的概念，但是，在临床上有人称为前列腺肥大，也有人称为前列腺增生，目前，多数学者称为前列腺增生症。实际上，前列腺病的发展，既有肥大的存在，也有增生的存在，或者说，就前列腺局部病灶而言，在慢性炎症或致病因子的不断刺激下，有可能是这个局部是肥大，那个局部是增生，前列腺出现不断的肥大或不断的增生过程，两者同时存在，相互交错、不可分割；就疾病演变过程来讲，同一时间内，不可能出现单纯性肥大或单纯性增生；就整个病程发展来讲不可能哪一阶段是肥大，哪一阶段是增生。实际上，前列腺病当中既有肥大细胞也有增生细胞。这就是前列腺肥大与增生难以区分的原因，所以，临床上称为肥大或者称为增生都没有错。正因为如此，我们在这里将前列腺增生与肥大作为一个词进行分析介绍，希望大家理解。但是，增生与肥大病变过程，从学术上来讲，我们还是要分析清楚，明确增生与肥大两者不同的概念。

前列腺增生。简单讲，前列腺细胞异常增多。病理学认为，细胞有丝分裂活跃而致组织或器官内细胞数目增多的现象，称为增生。前列腺增生有生理性增生和病理性增生两种。因适应生理需要而发生，且其程度未超过正常限度者，称为生理性增生。比如，人体一部分组织损害后，其余部分的代偿性增生也属生理性增生；由病理原因引起的，超过正常范围的增生称为病理性增生。以上属于教科书上的解释。这似乎听起来也有一些道理，其实，也很难分得明白。什么叫做："其程度未超过限度"？什么叫做："其程度已超过限度？"我个人认为，无论生理性或是病理性增生，只要影响前列腺功能的发挥，或可能造成前列腺功能隐患的增生现象，都属于临床医学中预防和治疗的范畴，都属于前列腺增生。这种增生可能是局部的，可能是内增生，也可能是外增生，也许两者同时存在。如果需要区分增生的不同程度，可以分为三种：根据增生的面积或体积与前列腺整体比较，小部分增生可称为轻度增生，大部分增生可称为中度增生，内外都增生可称为重度增生。

关于前列腺增生造成的后果，有专家认为：前列腺的中间有尿道穿过，可以这样说，前列腺扼守着尿道，所以，前列腺有病，排尿首先受影响。增生的前列腺使前列腺的体积逐渐增加，压迫尿道和膀胱颈，使膀胱排空尿液受阻。膀胱为克服颈部阻力而加强收缩使膀胱壁的肌肉发生代偿性肥厚，膀胱颈部梗阻继续加重，每次排尿时，膀胱都不能将尿液完全排空，排尿后膀胱内还残留一部分尿液，残余尿的存在是发生泌尿系统感染和继发结石的原因。如果不积极治疗，前列腺增生进一步发展，尿道受到的压迫逐渐加重，膀胱排尿能力进一步下降，膀胱内残余尿液逐渐增多，膀胱内的压力升高，使膀胱内尿液便逆流至输尿管和肾盂，引起两侧上尿路积水，肾盂内压增高，使肾脏实质缺血性萎缩，引起肾脏功能减退。

前列腺肥大。简单讲，就是前列腺细胞水肿或增大，细胞肿大就说明细胞中各种有机或无机成分已经出现比例失调和代谢紊乱，细胞中的物质，该进去的物质进不去，改出来的物质出不来，细胞变异。同时，炎性细胞的集聚增加，炎症区域细胞间的传导系统受到阻滞，炎症区域内水液聚集，器官出现局部肿大，形成肥大现象。这种肥大现象是细胞主动抵御致炎因子所付出的沉重代价，按照中医理论讲，炎症区内由于细胞及组织被破坏，经络受阻，气血瘀滞，体液聚集，形成肥大。两者一个道理。炎症区域因代谢不畅形成肿大，会引起一系列不适症状，并阻碍前列腺功能的发挥。前列腺肥大有多种现象，我们这里主要讲的是在炎症刺激下由于炎症区气血瘀滞形成的腺体肥大，属于炎性肥大。这种肥大仍有细菌、病毒、非细菌性炎症存在，属于炎症引起的病理性变化。这种肥大可能是局部的，可能是内肥大，也可能是外肥大，也许两者同时存在。如果需要区分肥大的不同程度，可以分为三种：根据肥大的面积或体积与前列腺整体比较，小部分肥大可称为轻度肥大，大部分肥大可称为中度肥大，内外都肥大可称为重度肥大。

关于前列腺肥大造成的后果，有专家认为：前列腺小腺管口堵塞后，腺管肿大，造成会阴部胀痛。另外，致病菌在腺管内大量繁殖，有害分泌物不能排出，产生大量毒素，前列腺液分泌紊乱，可能会造成男性不孕不育。肿大变形的小腺管压迫植物神经，造成性功能障碍，如性功能低下、阳痿、早泄。

前列腺疾病是中老年常见病、多发病。但随着医学研究的进一步深入，而且临床病例也已证实，女性的尿道后部也有相当于男性前列腺的腺体。这些腺体在胚胎时期与男性的前列腺同源，同时也受内分泌的影响与控制。如果发生慢性炎症或结节性瘤样增生，导致膀胱颈部狭窄甚至梗阻，则会产生以排尿不适为主的一系列症状。临床上称之为"女性前列腺闭塞综合征"或"女性前列腺残迹增生"。

女性前列腺病的病因与女性前列腺的非特异性炎症、膀胱颈部纤维性缩窄、肌肉增生和神经支配失调等诸因素有关。由于这些因素都可导致膀胱颈部梗阻，所以患者可以出现排尿困难、尿流缓慢变细、尿滴沥、甚至发生急、慢性尿潴留等典型症状，与男性前列腺增生相似。膀胱颈部的梗阻，还容易合并泌尿道的感染，出现尿频、尿急、尿痛和血尿等症状，也可以同时存在阴道炎、阴道滴虫或者霉菌等病原微生物感染。

女性前列腺性闭塞综合征多发生于40岁以上的中老年妇女，病程一般都比较长。早期可有排尿不畅，尿线细，冲力不大，后逐渐出现尿急、尿频、尿痛、排尿困难或有尿道异物感，少数患者甚至还会出现血尿等症状，偶尔也会发生尿潴留，导致输尿管及肾积水，进而影响肾脏功能。多数患者会出现顽固性尿路感染，对各种抗生素产生耐药性。

病因：医学上关于前列腺增生肥大的发病机制研究颇多，通过临床观察，我个人认为引起前列腺增生肥大的原因有两方面，一是慢性炎症引起的病理性原因；二是机体衰老引起的生理性原因。

（1）慢性前列腺炎长期不能治愈，是前列腺增生肥大的主要原因，比如，多数30岁左右年轻患者，因为患了前列腺炎，两三年或三五年时间没治好，便引发前列腺增生肥大。这个事实足以说明慢性炎症是引发前列腺增生肥大的主要原因，并不是年龄或激素等原因引起的前列腺增生肥大。那么，年龄越大，前列腺受到炎性刺激的机会越多，加之衰老原因，老人发生前列腺增生肥大已成为多发病、常见病。回过头讲，前列腺有过炎症的朋友，只要是尽快的治愈，一般不会年纪轻轻的发生前列腺增生肥大，只是因为迁延不愈才造成此后果。多年的临床观察发现：由于炎症引发的中老年朋友前列腺增生肥大的患者可占总发病人数的70%以上；

（2）体格强健的男人，性功能过强或性生活过多容易造成前列腺伤害，继而，引发前列腺增生肥大；

（3）退行性原因。男人50岁以上，性功能下降，激素分泌紊乱或下降，前列腺负担加重，性生活之后恢复缓慢，也容易出现前列腺增生肥大。

诊断：前列腺肥大与前列腺增生通过B超检测可以对前列腺的大小做出比较确切的诊断，这种诊断只能看出前列腺外延尺寸，如果超出正常指标很多，可得出检测结果：前列腺增生。至于是肥大还是增生说不清楚，至于有什么临床症状也说不清楚。有的前列腺外形肥大，但是，尿路畅通，没有任何临床症状，这属于外肥大；有的前列腺外形没有明显肥大，但是，有排尿不畅、尿路梗阻现象，这属于内肥大。因此说，B超只是个参考，主要还是看患者的症状表现。

其实，在临床，没有纯碎的肥大或纯碎的增生；也没有纯碎的外肥大或纯碎的内肥大，那么，如何做出正确的诊断呢？

通过患者主诉的症状，我们可以做出大致的诊断：①以炎性为主的症状，肥大因素多一些，比如：有前列腺炎病史的，尿路不畅伴随着会阴潮湿、尿刺痛、尿频尿急、夜尿多、下腹胀痛等，属于肥大为主的前列腺肥大症；②完全没有炎性因素，只是尿路不畅，以往也没患过前列腺炎的患者，或者以前患过前列腺炎，但早已痊愈，这样的情况就属于前列腺增生症。无论前列腺肥大还是前列腺增生，病情发展严重时，症状都是一样的，出现排尿困难，尿路梗阻等。

前列腺增生肥大有三种类型：一是内肥大增生，多数患者属于这种情况：尿路堵塞、尿等待、尿无力、尿频尿急、夜尿多等；二是外肥大增生，尿路堵塞症状不明显，前列腺肥大严重时会影响大便，有些患者伴随夜尿多症状；三是内外都肥大增生，上述两种症状兼而有之。

前列腺增生与前列腺肥大有何区别？主要是症状不同，前列腺增生没有会阴潮湿、下腹坠胀，只是尿路梗阻严重，与前列腺癌前期症状相似；前列腺肥大主要是会阴潮湿、下腹坠胀，与前列腺炎相仿。也有肥大与增生兼而有之，其症状也兼而有之。

治疗：首先，我们看看医院目前是怎么治疗前列腺增生肥大的。医院的治疗方法是：前列腺增生症状较轻的时候观察不予治疗，因为医生们知道，这个较轻的症状，没有药物可以使用；症状严重时运用拮抗药物、抗雄激素药物治疗。药物不能解决根本问题，还会产生较大的副作用，持续下去前列腺增生仍然会越来越严重，但是，需要缓解一时的症状；手术治疗：根据增生不同部位，所需不同的设备，进行不同方法的手术切除、剜割等。汽化电切技术、剜除术以及冷冻坏死法、微波热凝法、激光束切除法、射频消融法等。手术之后，部分患者会在三四年后复发，尿路重新堵塞。

　　前列腺增生肥大在医学上之前是没有很好办法的，前列腺增生肥大病理状态也是多种多样的，所以，临床症状也各有不同，非常复杂。现在不一样了，新技术诞生了，无论是什么病理状态？无论是什么临床症状，运用中药抗菌剂治疗，使用的药物是一样的，方法是一样的，只是病情轻重不同，用药量不同，只要坚持用药，各种症状都可以有效缓解，不太严重的或许能够治愈。我们认为的前列腺增生肥大可以治愈，这种治愈的概念是：经过中药抗菌剂的治疗，前列腺肥大增生的部位可以相对的缩小，其症状可以改善或者完全消失，根据病情的轻重不同，恢复不同程度的前列腺功能，前列腺处于基本健康状态。这就是我们界定的前列腺增生肥大治愈的概念。中药抗菌剂治疗前列腺增生，一般1个月为1个疗程，一般需要2个疗程，特别严重者需要3个月，基本可以恢复到前列腺的健康状态。

　　前列腺外形为栗子状，质地坚韧，正常三维直经参考值为：左右径4.0cm*上下径3.0cm*前后径2.0cm。增生后就有鸡蛋大小，直径尺寸可以翻一番以上，而且是不规则的，哪个地方肥大严重，哪个地方就超指标多一些，经过治疗，哪个地方就会被缩小的多一些。

　　前列腺增生肥大的治疗一般会有这样几种情况：①在以往治疗中只用过普通的中成药治疗过的患者，或者完全没有进行过治疗的患者，中药抗菌剂治疗起来见效快，康复相对容易；②在治疗中常年服用进口西药或抗雄激素药物治疗的患者，这些药物对身体伤害程度比较大，膀胱功能衰退比较厉害，后期康复比较困难。尤其是手术切除过的患者，由于手术带来的伤害形成的结构组织变化，为前列腺的治疗增加了难度。但是，无论如何，前列腺增生都是可以治疗的，治疗都是有效的，都可以不同程度的缓解症状，较好的改善功能，预防前列腺癌的发生。前列腺增生肥大一般症状完全缓解后三五年内不会反弹。

河南一位患者60多岁，前列腺增生肥大特别严重，出现尿梗阻，完全不能排尿，来到医院治疗，开始先运用抗生素消炎抗菌治疗，不起作用，后来打算运用汽化电切手术治疗，但是，发现老人有高血压、心脏病，医院不愿承担风险。于是，运用微创在小腹上开口插了尿管，将膀胱的尿液顺尿管引流出来，临时解决尿路梗阻问题。患者回到家里，生活很不方便，还要经常到医院里消炎打针更换尿管，长期坚持，不堪忍受。后来了解到中药抗菌剂直肠给药可以治疗并且还可以按照治疗前后B超对比进行治疗，很高兴，于是接受治疗，一天一次，儿子帮助用药，简单方便，治疗15天后，小便开始排尿，只是尿路不畅，排尿不能控制。治疗30天后，尿路基本畅通，排尿也能基本控制。这位患者由于几个月没有排过尿，膀胱功能萎缩，在治疗15天的时候，膀胱功能尚未恢复，所以，排尿不能控制，当用药30天的时候，加上饮用花青素补肾，膀胱功能有所恢复，排尿就可以控制了。这个患者在用药30天之后，就撤出了排尿管，继续用药30天，排尿畅通，管控自如，病情基本缓解。之后，又用1个月的药，进行巩固性治疗，直至恢复健康。

在这里需要提醒一下，有前列腺疾病的人，不可能不进行治疗，在漫长的治疗中，前列腺外围炎症基本控制，就是前列腺包膜内核心位置的炎症不能消除，像这样的长期治疗中的患者，在一开始用上中药抗菌剂的时候，第一天第二天，症状可能没有很明显的改善，需要几天后才会有较明显的改善，这就说明此药有效，可以继续使用。中药抗菌剂治病，有个特点，只要对症，坚持治疗，都会有较好的结果，也有些会出现滞后效果，也就是说，停药的时候，疾病好像还没有完全消失，停药之后一段时间，疾病消失了。前列腺肥大或增生属于医学难题，想治疗彻底，要求完美，有一定的难度。再说，因为修复还原组织细胞是一件艰难的事，有的人属于瘢痕体质，增生就难于治愈，就像青春痘长期不愈形成痤疮，就很难恢复皮肤原貌，但是，也有些人青春痘不留疤痕，这就是体质差异和病情轻重不同的差异。另外，常言道，伤筋动骨一百天，治疗是需要时间的，要有耐心。或许能完全恢复，或许能恢复一部分，前列腺包膜坚韧，即便不能完全恢复像正常人一样，日后，一旦遇到疾病再度发生，在刚刚发生的时候，就保健性用上两支抗菌凝胶，病情很快被控制，不需要等到病情严重了，跑到医院打针吃药，这就是我们为什么会提出生殖系统健康管理的意义所在。

另一位前列腺增生肥大患者，鄂州人，66岁，患病时间很长，他自己已经记不起来患病是从什么时间开始的，他说，大约30年了，年轻时在工厂做工的时候就开始了，不过，没现在这样严重。症状很简单：夜尿五六次，尿路不顺畅，他的家人说，他尿一泡尿，需要吃一顿饭功夫，当然，这是笑谈。他症状描述只说到这种程度，不愿详细解释。他的症状属于没有炎症的肥大增生，伴随肾气虚弱，抗菌剂与花青素同时使用就可以了。

他属于签约治疗，按合同规定，治疗1个月为1个疗程，如果第一个疗程治疗，患者感觉症状有缓解，治疗前后的B超对比前列腺有明显缩小，就算有效，可以继续接受治疗，第一个疗程的治疗费就不退了。但是，这个患者治疗一个疗程后，既不说症状有缓解，也不去做B超进行对比，总说没时间去做B超，一再推辞，也不要求退钱，只是要求继续治疗。接着，他又买了一个疗程的药，继续治疗。当2个疗程结束后，他还是不说有什么症状得到了缓解，还是不去做B超进行对比，但是，他还是要求继续治疗，于是，他又买了一个疗程的药。当第三个疗程用了一半的时候，他特意打电话高兴地告诉我说：现在治疗效果明确了，晚上起夜一二次，原来尿线很细，现在尿线很粗，完全恢复了健康。听了他的反馈，我很高兴，但是，对于他以前治疗效果不愿反馈的做法不能理解，当时，我想掌握病情的变化，这个是很有用的资料，于是，我问：你那尿线变粗是从什么时间开始的？他说：用药快1个月的时候，尿路堵塞的情况有所好转，用药2个月的时候，尿路基本畅通，现在用药两个半月，尿路完全畅通，而且非常稳定，还有几支没用完，知道我一段时间会在外边出差，近期不会回来，这才电话反馈情况的。他还高兴地说，他已经做了B超，等着送过来给我看。问及夜尿多症状，他说，夜尿多很早就缓解了。现在看来，这个患者在开始治疗的时候，就心里有盘算，也就是说，等待病情完全治愈了，他才确认你的治疗是有效的，他不在治疗过程中来确认你的治疗效果，也就是说，治疗仅仅是一般的缓解，他是不认可你的治疗效果的。现在，他能认可你的治疗效果，那说明，病情已经确切缓解，或者说已经治愈，不存在反复的情况，心里完全踏实了，才主动地前来确认治疗效果。

前列腺增生肥大患者手术之后也是可以运用中药抗菌剂进行保健，防止或消除炎症，减少病变的几率，这也是必要的选择。包括前列腺癌患者，前列腺癌早期症状体现在：尿频、尿急、尿痛、尿不尽、尿等待、血尿、尿潴留等，早期伴有少许白色液体滴出。手术切除之后，不一定就不会发生尿路感染，那么，一旦发生炎症后，又该如何处理呢？照样需要中药抗菌剂的配合，及时消除炎症，减轻痛苦以及排尿困难等症状。也有前列腺癌患者手术后出现尿失禁，尿失禁也会出现尿路感染，配合使用中药抗菌剂，减少感染带来的护理问题，减轻患者的痛苦。

前列腺增生肥大的治疗一定要按疗程进行，不能刚有缓解就停药，以为是治好了，治疗需要巩固一段时间。同时，需要注意，所有前列腺患者在治疗中或治疗痊愈后，不要长时间憋尿，因憋尿时间过长，有可能出现尿道或膀胱括约肌痉挛，突然出现尿路梗阻，完全尿不出来。一旦发生这样的紧急情况，不要着急，蹲下解大便，放松神经，或许一下子就尿出来了。即便是没有前列腺病的正常人也出现过这样的状况，这个尿路梗阻与前列腺是否增生无关。

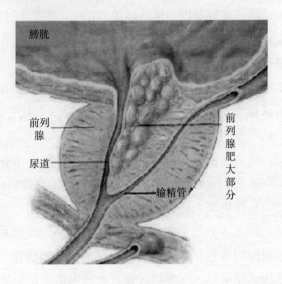

三、尿频尿急

尿频尿急的原因很多，各类人群都可能出现这种症状，一般是炎症引起，用抗菌栓剂治疗即可。这里我们主要讲述老人夜尿频繁，也叫尿频尿急。人老了基本都会有这种情况，一般指老人夜尿多，有的老人一晚上起夜三五次，有的七八次，有的会更多。在临床治疗中，一般西医会认为是前列腺炎或膀胱炎引起，会用抗生素处置，其效果都不能令人满意。按中医理论，夜尿频繁为肾气不足，就应该吃些补肾的中药，吃药的时候，症状可能有所好转，药一停，症状很快反弹。也有一些老人购买一些保健品服用，效果也不能令人满意。所以，许多老人放弃治疗，给生活带来不便。这种情况要认真诊断、判明原因，对症下药。

老人夜尿频繁，多数属于年龄大了，肾气不足，属于衰老症状，不是病，许多老人或轻或重有这些问题。分析起来，中药补肾，应该有效，为什么对于七八十岁老年人效果不好呢？这可能是因为中药补肾，多数会用些人参、鹿茸、淫羊藿及鞭类药物，起不到抗衰老作用，或者说抗衰老效果不明显。那么，应该如何治疗呢？

无论是男性或女性，夜尿频繁一般有两种情况：一是肾气不足，完全属于人体衰老造成的，白天排尿基本正常，只是晚上一睡下来，夜尿就多了，也没有会阴潮湿、尿刺痛、下腹坠胀等症状；二是肾气不足伴随慢性炎症引起的夜尿频繁，白天也会有尿频尿急现象，这种夜尿频繁一般会有排尿刺痛、会阴潮湿、尿路不畅等基本症状。上述两种情况，治疗方法不同。

101

治疗：一是单纯的肾气不足，可以用补肾的方法进行治疗，这种补肾不要以壮阳的方法进行补肾，主要是补肾阴，男女一样，因为这种肾气不足，不属于疾病，属于衰老症状，以黑色食物补肾。比如，黑豆、黑米、黑子麻、紫薯、桑椹、蓝莓、覆盆子等，也可以饮用紫色水果蔬菜提取的花青素，1天1包，几天就可以看到效果，1个月1疗程，一般二三个月，夜尿完全可以控制，夜尿恢复到一晚上2次左右；二是肾气不足伴随慢性炎症或前列腺增生，除了饮用花青素以外，还要使用中药抗菌剂，直肠给药，一般10~15天可以消除慢性炎症（如果属于前列腺增生，就按照前列腺增生治疗，治疗时间需要长一些）。补肾和消除炎症结合起来，伴随炎症的夜尿频繁，很快也能治愈。

单纯肾气不足的调理案例如：河南一位70多岁的农村老太太，白天还好，一旦晚上睡下，一晚上夜尿十几次，冬天来不及起床，就尿在床上了，尿片子一大堆，每天白天晒尿片子，这种症状，就属于单纯的肾气不足，后来，她喝了花青素1个多月，夜尿问题完全解决了。

保健：无论男女，年龄大了，保健很重要，对于生殖系统器官来讲，保健就意味着补肾。花青素是紫色水果蔬菜中提取的色素，多酚类化合物，被科学家称为第一抗氧化剂，抗氧化能力是维生素E的50倍，是维生素C的20倍。它保护细胞，清理自由基，改善微循环，调节内分泌，促进自身激素水平的平衡，具有很好的抗衰老的作用。许多老人因为夜尿频繁，饮用花青素后就得以控制。在这里，大家懂得了这些道理，知道老人夜尿多，并不是病，但是，会给老人晚年生活带来痛苦或麻烦，使老人失去生活的信心。我们都有父母老人，或许他们也有类似的毛病，你可能不知道，他们也不会轻易地告诉你，他们也不认为是什么病，也不想在这方面花钱，我们应该关心他们。他们常年劳累，不注意身体营养，出现器官衰老现象，少许加强营养，补足肾气，老年人的生殖系统就健康起来了，夜尿频繁问题就缓解了，老人对晚年的生活也充满了信心。

四、盆腔炎

盆腔炎是指女性内生殖器官、子宫周围结缔组织及盆腔腹膜的炎症。一般是指病原体通过生殖道的血管、淋巴管或直接蔓延，引起女性内生殖器炎症的总称。可分为子宫内膜炎、输卵管炎、卵巢炎、盆腔腹膜炎和盆腔结缔组织炎。盆腔炎多发生在性活跃期，按其发病过程、临床表现可分为急性与慢性两种。女性内生殖器官中，输卵管、卵巢被称为子宫附件。附件炎是指输卵管和卵巢的炎症。一般指急性附件炎、慢性附件炎、输卵管炎、卵巢炎，但输卵管炎、卵巢炎常常合并有宫旁结缔组织炎、盆腔腹膜炎，且在诊断时也不易区分，这样，盆腔腹膜炎、宫旁结缔组织炎，就也被划入附件炎范围了。

病因：慢性盆腔炎症包括附件炎等往往是急性期治疗不彻底迁延而来，其发病时间长，病情较顽固。细菌逆行感染，通过子宫、输卵管而到达盆腔。但在现实生活中，并不是所有的妇女都会患上盆腔炎，发病只是少数。这是因为女性生殖系统有自然的防御功能，在正常情况下，能抵御细菌的入侵，只有当机体的抵抗力下降，或由于其他原因使女性的自然防御功能遭到破坏时，才会导致盆腔炎的发生。

诊断：首先要区分是急性盆腔炎还是慢性盆腔炎，通过患者描述症状也可以鉴别。

（1）急性盆腔炎：其症状是下腹痛、发热、阴道分泌物增多，腹痛为持续性，活动或性交后加重。若病情严重可有寒战、高热、头痛、食欲不振。月经期发病者可出现经量增多，经期延长，若盆腔炎包裹形成盆腔脓肿可引起局部压迫症状，压迫膀胱可出现尿频、尿痛、排尿困难；压迫直肠可出现里急后重等直肠症状。急性盆腔炎进一步发展可引起弥漫性腹膜炎、败血症、感染性休克，严重者可危及生命；

（2）慢性盆腔炎：是由于急性盆腔炎未能彻底治疗或患者体质较差，病程迁延所致，慢性盆腔炎症的症状是下腹部坠胀、疼痛及腰骶部酸痛，常在劳累、性交后及月经前后加剧。其次是月经异常，月经不规则。病程长时部分妇女可出现精神不振、周身不适、失眠等神经衰弱症状。往往经久不愈，反复发作，导致不孕，严重影响妇女的健康。

治疗：中药抗菌剂治疗盆腔炎，无论是急性的还是慢性的，都能有很好地治疗效果。盆腔炎等内生殖器官炎症，不像男性前列腺炎那样复杂和难于治愈。但是，盆腔炎、附件炎同样如上述谈到的那样，它不是单纯性炎症，可能细菌性、非细菌性或其他炎症同时存在，简单的抗生素抗炎是不能很好地解决问题的，由于炎症不能彻底治愈，时间长了形成慢性炎症、积液，甚至也会出现软组织的增生、肥大、粘连等。中药抗菌剂通过直肠给药是解决这类慢性炎症较好的方法。一位患者，得了盆腔炎、盆腔积液，有二三年了，曾在医院治疗，每次打完消炎针，就好一段时间，但过一二个月又犯。她选择使用中药抗菌剂后，1个星期，就彻底解决了腹痛等各种症状，身体一下子轻松多了，后来又用了几支，作为巩固治疗使用。3个月后回访，炎症没有再犯。另一位慢性盆腔炎，情况有所不同。这位女性盆腔炎已经很多年了，也进行过各种治疗，病情越来越重。用中药抗菌剂断断续续治疗了1个月后，病情基本缓解。但是，患者总感觉没有彻底治愈，腰疼甚至单侧骶骨疼痛、屁股冰冷等症状仍然存在。其实，这里有两种不同的疾病混在一起，盆腔炎已经治愈，只是患者还存在坐骨神经痛或腰椎病等病症，因此，感觉治疗还没有最终痊愈。由于距离遥远，不能具体诊断，只能电话沟通，于是，建议患者进行推拿、艾灸、针灸进行治疗，结果，经过一二个星期的针灸，患者反馈，症状基本消失。

保健：中药抗菌剂是外用栓剂，使用非常方便，完全可以作为平时保健使用。女性在月经过后用上两支，起到杀菌排毒，疏经通络的作用，也算是一种养护，尤其人到中年，属于性活跃期，妇科容易感染，这样做完全可以避免疾病的发生，这就是生殖系统健康自我管理。

五、宫颈糜烂

宫颈糜烂，西医认为不是病，是宫颈柱状上皮异位，正常的生理现象。中医根据带下量、色、质、气味等，辨证分为：阴虚挟湿、湿热下注、湿毒蕴结等，以口服汤药调理为主。目前看来，解决现代女性上述疾病，一般汤药也显得软弱无力，不能奏效。此病上波及乳腺，下影响子宫。上述病症开始也是因为生殖系统炎症引起，然后出现生殖系统代谢紊乱，都属于慢性炎症造成的，因此称为宫颈炎，但是，到了后期炎症不是主要问题，主要是要解决生殖系统代谢紊乱或细胞与组织异常问题。

病菌：宫颈糜烂是因性交、流产、分娩、感染和手术操作等导致宫颈损伤形成的，是慢性宫颈炎的局部特征之一，可诱发宫颈癌，导致不孕，故探讨有效治疗方法非常重要。

诊断：医院临床诊断主要以阴道镜观察，根据宫颈口表面糜烂面覆盖面积的多少，确定糜烂的程度，一般分为一度、二度、三度。在医院里，一度是不需要治疗的，二度就会进行药物或仪器治疗，三度就会手术治疗。

治疗：西医治疗主要采用利普刀手术治疗，烧除宫颈表面糜烂面，所谓挖肉疗疮式治疗。手术时间一般不超过30分钟，由于利普刀有快速凝血作用，手术时一般不会过多出血，手术室有皮肉烧焦的气味弥漫。手术完成后，需要静脉输液消炎3天，无需住院，然后，再吃点口服消炎药。如果伤口不能正常止血，或是长期黄水从阴道渗出，还需要阴道用药。正常情况下，伤口愈合需要3个月左右。总之，创伤较大，不能根治，容易复发。有一些患者反映3个月后仍不能愈合，仍有黄水从阴道不断渗出，这就比较麻烦，可能是卫生护理没有及时跟上，造成伤口难以愈合，这就需要阴道再度用药。对于想生孩子的女性来讲，由于宫颈口弹性受到损伤，有可能影响自然分娩。可是，医院又没有很好的药物进行治疗，物理治疗不易奏效。上述病症，中医治疗以口服汤药调理为主。目前看来，一般汤药效果欠佳。宫颈糜烂是生殖系统炎症引起，然后出现宫颈代谢紊乱，形成糜烂，治疗主要是要解决生殖系统代谢紊乱现象以及细胞变异问题。中药抗菌剂修复宫颈代谢紊乱，祛腐生肌，是可以有效地解决这些问题的。

要彻底解决这些问题，通过阴道给药，使用小型中药抗菌剂治疗效果比较满意，无伤害、无痛苦、不易复发，宫颈还原如初。一般轻度糜烂1个月；2度糜烂两个月；三度糜烂3个月。

无需往返医院，耽误工作时间，无需手术台上担惊受怕，羞涩难堪，自己在家里完全可以完成治疗。

女性生殖系统较为严重的疾病，在治疗中都需要注意一些事项，避免出现一些异常现象，以宫颈糜烂治疗尤为突出，所以这里专门提示宫颈糜烂在治疗中会出现的一些问题。

1. 白带问题

关于白带增多问题，有可能存在下列情况：①治疗期间有个排毒过程，分泌物较多，不要把分泌物看作白带，每次用药前要用冲洗器温开水冲洗阴道，排出异物，以免影响药效；②白带如果恢复正常，糜烂或炎症也就好了，病情没好之前，白带不会正常的；③根据个人病情，用药量要超过一半以上，检查方能看到明显效果，不要着急；④治疗效果有近期效果，还有远期效果，有的患者停药后，当时检查和半个月后再检查效果是不一样的，有效果滞后问题；⑤排除上述情况外，如果用药超过半量，还没见效果，就要到医院检查会不会有其他病症？如果有其他病症，及早改变治疗方法。如果没有其他病症，继续用药，一定会有效果的。

2. 外阴瘙痒问题

治疗期间，伴有霉菌炎症患者会出现外阴瘙痒，或奇痒无比，这属于排毒现象，由于外阴神经敏感，对于排至体外的垂死挣扎的霉菌的袭扰，难以忍受。遇到这种情况时，请将外阴洗净，把药液挤一点在手指上，抹于外阴，立即止痒。这样的瘙痒情况可能会出现多次，每次出现按此方法进行处理，一段时间后，霉菌被完全杀死后，就不会再痒。这种情况不是病情的加重，而是正常现象，不必担心，继续用药。霉菌引起的炎症治愈后容易反复，多数是因为患者体质差造成的，需要综合治疗。首先患者要增强体质，建议每天早晨跑步30分钟，口服花青素，坚持3个月，一般能收到良好效果。

3.外渗、腰痛、过敏

本产品每支4g，阴道内只需要3g，用药后偶有渗出属正常现象，必要时配合护垫使用，不影响治疗效果；另有附件炎等患者出现的腰痛，不属于使本产品所致，应配合推拿或针灸消除疼痛；如果患者有过敏史，用药前需要挤一点药液在手腕里侧进行过敏试验，如果出现红肿说明对产品过敏，不可使用，反之无碍。若过敏体质，谨慎用药。

4.治疗效果观察

抗菌剂疗效显著，所以，在设计用药量的时候，就采用2天1次，1次1支。因为，慢性疾病是要慢慢的消除的，天天用药也是如此。当然，对于霉菌引起的炎症或是尖锐湿疣等，就需要天天用药，以药力的强势杀死细菌病毒。本产品在治疗过程中具有短期效果和远期效果并存的意义，也就是说，用药后，既在短期内有一些改善，比如排毒、分泌物增加等，也可能在观察糜烂面的时候看到变化不是很明显，继续用药，后期会看到很好的效果。

保健：宫颈糜烂治好之后，需要很好地防护。比如说，宫颈糜烂消除后，应当休整一段时间，一般需要一二个月，当新肉芽完全成熟后，才能过正常的性生活，许多人不能理解，因此，容易复发。另外，有一种人属于糜烂易发体质，这就更需要注意，解决这些问题，办法有两个：一个是自身注意，性生活不过分，保持卫生等，使宫颈不受伤害；二是每次同房过后，就要保健性使用一支小型抗菌剂，及时消炎杀菌，修复损伤，最大限度的预防复发。同时，养成良好的生活习惯，不要过多食用辛辣食物，以免给生殖系统造成刺激，发生炎症。

六、阴道炎

阴道炎症是所有女性一生中都会碰到的常见病，虽然它是常见疾病，但是，不加强护理，容易引发严重宫颈炎、宫颈肥大等妇科问题，还可以给性伴侣带来疾病传播。

病因：阴道与尿道、肛门毗邻，局部潮湿，易受污染；生育年龄女性性活动频繁，阴道又是分娩、宫腔操作的必经之道，容易受到损伤及外界病原体的感染。

诊断：阴道炎发病，一把女性都会明确地感受到有炎症的发生，阴道会出现瘙痒、白带异常等问题。阴道炎细菌感染名目繁多，要想知道具体感染了什么样的细菌或者别的什么病原体？需要到医院进行正规的检测，根据检测结果，确定炎症的性质，一般有以下几种情况：

1.细菌性阴道病

正常阴道内以产生过氧化氢的乳杆菌占优势。细菌性阴道病时，由于阴道内乳杆菌减少、加德纳菌及厌氧菌等增加导致本病发生。

2.念珠菌性阴道炎

霉菌阴道感染80%~90%系白色念珠菌引起，念珠菌在阴道中存在而经常无症状，当阴道糖原增加，酸度升高时，或在机体抵抗力降低的情况下，便可成为致病原因。

3.滴虫性阴道炎

①阴道毛滴虫适宜在温度25℃~40℃、pH5.2~6.6的潮湿环境中生长。②滴虫常寄生于阴道、尿道或尿道旁腺、膀胱、肾盂、男方包皮褶皱、尿道、前列腺。③月经前后阴道pH改变，月经后接近中性，滴虫易繁殖。

4.老年性阴道炎

绝经后妇女因卵巢功能衰退，雌激素水平降低，阴道壁萎缩，黏膜变薄，阴道内pH增高，局部抵抗力降低，其他致病菌过度繁殖入侵阴道引起炎症。

5. 幼女性阴道炎

因婴幼儿外阴发育差、雌激素水平低及阴道内异物等造成激发感染，常见病原体有大肠埃希菌及葡萄球菌、链球菌等。

治疗：治疗阴道炎一般以药物为主，治疗原则为选用抗厌氧菌药物，主要有甲硝唑、替硝唑、克林霉素、氟康唑、伊曲康唑、酮康唑等；局部用药：咪康唑栓剂、克霉唑栓剂、制霉菌素栓剂。如果选用中药抗菌剂进行治疗就显得非常简单了。建议选用阴道给药的小型抗菌剂，每天1支，用药前冲洗器温开水冲洗阴道，配合口服花青素，一般连续7天为1个周期，所有感染基本上都可以消除。

在治疗阴道炎症时，有一种特殊的情况需要提示一下：有个患者，30岁左右，几年来困扰她的就是阴道炎症，当她用药时一切都好，药一停，一但同房就会出现炎症，如：豆腐渣状分泌物，后来做了多方面的试验，即便不同房，药一停也会出现炎症。她为此口服了很多西药，也用了各种品牌的外用栓剂，都不解决问题。她为此十分苦恼，不知道自己到底得了什么怪病，多方求医得不到解决，一晃几年过去了，她为此花尽了所有的积蓄，思想压力也很大，不知道该怎么办？当这位患者向我讲述了她的苦恼之后，我又了解了她的一些别的情况，因为没有见过面，我问她体质如何？比如：年龄？职业？体质？健康状况？最后，我判定她的问题重点不在阴道炎症问题上，而在于体质差，免疫力差，抗感染能力差。她突然醒悟，说：是的，我体质比较差，容易感冒。就这样我判断她的慢性炎症主要有两个原因造成：一是长期使用外用抗菌凝胶，对阴道环境有破坏；二是由于身体体质较差，抵抗力较低，阴道炎症很快容易复发，或者形成了习惯性阴道炎。她听后自己也能理解。于是，我建议她立即停止一切外用栓剂，停止口服西药，停止同房一段时间，饮用花青素补肾抗感染，估计一个月就能见效。我说的花青素饮品是水果蔬菜提取的紫色花青素。它的特点就是快速提高人体黏膜部位的抗菌能力，阴道、口腔、呼吸道等都属于人体的黏膜部位，以前有大量的实践证明可以治疗慢性妇科炎症，包括老年性阴道炎。果然，她饮用花青素半个月后，她反馈的情况完全出于预料之中，妇科炎症已经消失，没有豆腐渣样的分泌物出现，解决了她多年来的困惑，她说，我要多喝几个月。过了一段时间随访时，她不仅说了她的妇科炎症没有再犯，而且，她激动地告诉我："最近流感很厉害，我身边一圈人都感冒了，我爸爸也感冒了，我没感冒，好好的，谢谢了"！

保健：抵抗力低下是感染妇科炎症的主要原因，所以，女性必须增强身体素质。人的体内本身是有抗病能力的，在抵抗力低下时，疾病才会发作，生殖泌尿系统表现的尤为突出。现代女性，活动较少，体力劳动不多，温室效应致使抵抗力下降，这样的常见病、多发病，依赖药物治疗是不合适的，唯一的办法就是加强锻炼，同时适当增加强蛋白质、维生素，增强抵抗力。

注意事项：

（1）注意个人卫生、保持外阴清洁干燥；勤洗换内裤，不与他人共用浴巾、浴盆，不穿尼龙或类似织品的内裤，患病期间用过的浴巾、内裤等均应煮沸消毒。

（2）治疗期间禁止性交，或采用避孕套以防止交叉感染。月经期间宜避免阴道用药及坐浴。反复发作者应让丈夫到医院化验小便及前列腺液，必要时反复多次检查，如有病菌一并治疗。

（3）饮食宜清淡，忌辛辣刺激，以免酿生湿热或耗伤阴血。注意饮食营养，增强体质。

七、宫颈息肉

病因：子宫颈息肉是因为慢性炎症刺激使子宫颈管黏膜组织局部增生，而由于子宫自身有排异的倾向，致使增生的黏膜逐渐自基底部向宫颈外口突出而形成的息肉样改变，故也叫做宫颈内膜息肉。中医认为子宫颈息肉的发生是由于郁积的湿热，伤及血海养分，损伤了脉络及胞带所致。

诊断：较大息肉在双合诊时很易发现，但小息肉只有在用阴道窥器暴露宫颈后才能见到。息肉偶可发生恶性变，故绝不能发现息肉即不再进一步检查。应先作宫颈刮片进行细胞学检查，再取息肉送病理检查。宫颈息肉一般体积较小、直径多在1cm以下、单个或多个、色鲜红、质软、易出血、蒂细长，外观如水滴。另一种宫颈息肉发生于宫颈阴道部，这种息肉位置表浅，向表面突出，基底部宽，颜色淡红，质地较韧。子宫息肉多数良性，有极少数恶性变，恶变率为0.2%~0.4%，若作宫颈息肉摘除后常常要复发。

治疗：宫颈息肉是慢性宫颈炎引起的典型的代谢紊乱出现的异常现象。西医治疗，多为切除，不能解决代谢紊乱现象，所以容易复发，并且，在较短的时间内就能复发，久治不愈，还会出现多处息肉，经常引起出血，为频繁血带，治疗起来更加麻烦，严重影响生活质量。通过中药抗菌剂治疗，疏经通络，调整紊乱，阴道给药，小型抗菌剂4g/支，每天1次，按疗程使用即可，什么时候白带正常什么时候病症就消除了。不过，根据息肉大小需要治疗的时间长短不同，一般2~3个月，或许更长一点时间，一般恢复后不易复发。

保健：在以后的生活中，同其她妇科病一样，注意性生活适度，一旦有异常现象，用上一二支中药抗菌剂，做好保健养护工作，就安然无恙。

八、宫颈肥大

病因：引起宫颈肥大的原因主要有：一是慢性炎症长期刺激，使宫颈充血、水肿，宫颈腺体和间质发生增生而导致宫颈不同程度的肥大；二是在宫颈腺体的深部可能出现黏液潴留，形成大小不等的囊肿，使宫颈变的肥大。引起宫颈肥大的病原体有支原体、衣原体、细菌、病毒。

诊断：宫颈肥大属于慢性宫颈炎症，有些还伴随着宫颈糜烂，有些表面没有糜烂，症状表现不是那么明显，反应也不够强烈，因为宫颈口神经不敏感，属于内脏神经支配，当性欲来潮时植物神经被激活全身发生敏感性，所以，宫颈疾病不严重时一般没有什么感觉，大家容易疏忽，只是白带不够正常，月经过后有一两天出现异味，别无更多症状，多发生于40岁左右女性。简单讲，宫颈肥大是长期的炎症不能消退，致使宫颈细胞增大，进而体积增大，有轻重不同之分。

治疗：西医治疗宫颈肥大尚没有良策，只是强调清洗阴道之类，不可能有很好效果。宫颈肥大，不像宫颈糜烂、宫颈息肉，西医可以动用手术进行切除，所以，虽然医院里设备成群结队，却对宫颈肥大没有用武之地。宫颈肥大的治疗属于盲区，虽然症状反应并不强烈，有一定的隐匿性，但是，它却是引发宫颈癌的原因之一，不可小觑。

中药口服汤剂治疗宫颈肥大也是鞭长莫及，对于这种易伤害易感染的慢性炎症甚至是宫颈组织增生，喝中药几乎无用。强力杀菌消炎的小型中药抗菌剂，阴道给药，药液直达患处，能起到事半功倍的治疗效果，这种治疗使白带恢复正常，宫颈相对缩小，宫颈恢复健康，宫颈肥大得以控制。依据病情轻重不同，一般需要治疗1~3个月，用药前仍需要使用冲洗器温开水冲洗阴道。当炎症经过治疗后，宫颈局部充血水肿消退，宫颈表面重新被鳞状上皮覆盖，又恢复为光滑状。但是，增生的结缔组织并不完全消退，只是减轻而已。

保健：注意护理，就像妇科其他疾病一样，性生活之后，预防阴道感染，用上一支小型的抗菌剂即可。

九、子宫囊肿、卵巢囊肿、子宫肌瘤

宫颈囊肿、子宫囊肿、卵巢囊肿等女性生殖系统囊肿，种类之多居全身各器官之首，有的属于先天性的，有的属于炎症引起的，有的属于创伤包裹形成。易于发生，不易发现，前期没有特殊症状，一般妇科体检时才会发现，恶性囊肿一旦发现多属于晚期。

病因：宫颈囊肿、子宫囊肿、卵巢囊肿等，病因之多，不易分辨。我们认为，概括起来，病因为四个方面：一是内分泌失调，这与长期不生育有关；二是情绪失调，这与生活不和谐有关；三是性生活失调，这与不良性活动有关；四是免疫力失调，这与体力劳动少有关。总之，与其他妇科病相比，子宫囊肿包括子宫肌瘤在内，更能体现现代妇女病现象。为什么做出上述判断，很简单，我们回顾一下建国初期的女性，当时没有节育政策，也没有节育措施，相反，鼓励生育，在艰难的生活环境中，每个妇女少则生育三五个孩子，多则生育十个八个孩子的都有，孕激素始终保持一定水平。这些妇女现在都八九十岁了，你见到过有几个当时的妇女有子宫肌瘤、子宫囊肿的呢？总的来讲，发病率极低！就连乳腺增生也很少见到，因为他们一直处于哺乳期，不存在乳腺腺体不通的问题。这说明女人生殖系统就要不断地生育，生育孩子是女性生殖腺体健康和恢复健康的过程。当然，我们也见到过不少压根不生育的女人也能保持生殖健康，也就是说这些妇女的生育系统完全没有启用，当然也就没有受过伤害。总之，上述情况反映出，那个时代，她们的性生活单纯而不复杂，炎症感染的几率比较少，尽管生活艰难，但是，她们体力劳动强度大，体质好，抗病能力强，一般炎症自行消失，不至于发展到严重地步。现在和从前不一样了，生活观念也发生了变化，要想生殖系统不出现或少出现问题，就必须懂得一些生殖系统健康知识，着重预防，加强保健，针对性治疗，才能保持生殖系统的健康。

诊断：宫颈囊肿在慢性子宫颈炎时，子宫颈腺体及周围组织都增生。当腺管被周围组织所挤压，腺口阻塞，使腺体内的分泌物不能外流而潴留于内，致腺腔扩张，形成大小不等的囊形肿物，称纳博特囊肿。其包含的黏液常清澈透明，但可能由于合并感染而呈浑浊脓性。囊肿一般小而分散，可突出于宫颈表面。小的仅有小米粒大，大的可达玉米粒大，呈青白色，可能伴有糜烂，但亦常见于表面光滑的子宫颈；卵巢囊肿是指卵巢出现囊样的肿块，卵巢囊肿是卵巢肿瘤的一种，可能是良性，也可能是恶性，常出现的体征有腹内肿块，中等大以下的腹内肿块，如无并发症或恶变，其最大特点为可移动性，往往能自盆腔推移至腹腔。肿块一般无触痛，但如有并发症或恶变，则不仅肿块本身有压痛，甚至出现腹膜刺激症状。还有的明显体征是腹水。腹水存在常为恶性肿瘤的特征。内分泌症状如多毛、声音变粗、阴蒂肥大等为男性化囊肿。另外，卵巢囊肿可以恶变，其特征是腹部极度膨大、显著消瘦、痛苦的面部表情及严重衰竭。

治疗：解决宫颈囊肿、子宫囊肿、卵巢囊肿、子宫肌瘤等问题，比较复杂，医院也没有很好的处置办法，要么吃中药，要么手术摘除，甚至连整个子宫都切除，这都是避重就轻，不得已而为之。如果女人没有了乳房，没有了宫颈，没有了子宫，剩下的还有什么？手术切除虽然降低恶性病变的风险，但是破坏了女性生殖系统的气脉，前边讲过，生殖系统就是中医理论中的人体的肾脏，与人体健康有着重要关系，气脉被破坏后，内分泌失调加剧，身体状况将会越来越差，引发人体快速衰老效应。难道就没有更好的处理办法吗？

　　人世间没有圣人，都是血肉之躯，都有七情六欲，生活规则虽多，没有完全按规则行事的，总会有这样那样的特别时候，那么，如何确保我们的健康呢？因此，生殖系统健康自我管理就显得非常重要，从预防、保健、治疗三方面管控自己，一般不会出现上述情况。就拿子宫囊肿、子宫肌瘤来说，只要发现白带不正常，或者是黄带血带，就应该到医院去做检查。我们认为，如果是病情的前期，就应该使用中药抗菌剂进行治疗，通过直肠给药，用上几支或是一段时间，只要黄带消失、白带正常就说明生殖系统是健康的。或是在肌瘤或囊肿刚发现的时候，大小不超过0.5~1cm，就应该重视起来，用上一段时间中药抗菌剂，将生殖系统紊乱状况彻底调理过来，白带正常，就不会出现上述名目繁多的囊肿或肌瘤。如果发现时肌瘤已经长到2厘米左右，这时候抗菌剂治疗还来得及，一天一支，配合口服疏经通络的产品，对全身经络进行气血调理，同时，改变心态，改变环境，减少压力，心情舒畅，少急躁，少抑郁，少争吵。根据病情轻重，1~3个月，能有很好的效果。治疗肌瘤总体比较麻烦，因为实体肌瘤属于活体组织，在不断生长。首先要消炎杀菌，疏通经络，消除气郁血滞现象，阻止肌瘤生长，接下来，要逐渐地瓦解肌瘤，使肌瘤慢慢缩小，直到消失，这需要一个过程，患者不能着急，要配合治疗，情绪越是着急和郁闷越是会影响肌瘤的治疗，肌瘤缩小起来就比较慢。前期不注意预防或是及早进行治疗，等到了肌瘤、囊肿如同拳头、脑壳大小，药物治疗已无回天之力。到那个时候，你不得不进入早已为你准备好的手术室。

　　保健：根据囊肿、肌瘤一类发病的原因，保健的方法是以预防为主，调节心情心态，保持情绪和谐，减缓工作环境压力，不急躁、不生气，娱乐健身不要耽误。一旦月经白带出现异味、颜色不正常等，用上一段时间的抗菌栓剂，调节月经恢复正常，囊肿、肌瘤发生率就会降低。

十、输卵管堵塞

病因：输卵管堵塞多是由于慢性炎症引起的，像慢性输卵管炎，子宫内膜炎引起的上行感染，输卵管伞部或者卵巢周围形成的炎症粘连。有一般的细菌感染，也有特殊的病原体感染，诸如沙眼衣原体、解脲脲原体、人型支原体、原虫等。也有避孕环使用时间过长或子宫内膜异位症等复杂情况造成的输卵管堵塞，总体来讲，都属于盆腔炎、附件炎以及局部增生等引起的局部堵塞疾病。

诊断：输卵管堵塞有重有轻，我们认为：一般可分为三种：轻度堵塞一般为炎性分泌物滞留，在医院里，进行冲水治疗，虽然水可以冲的过去，但是，冲水过后，暂时疏通，也许一天之后，炎性分泌物再行滞留，输卵管仍然出现堵塞，卵子仍然不能顺利通过；中度堵塞一般为狭窄部位由于输卵管管壁肥厚形成的堵塞，水冲可能冲不过去。重度输卵管堵塞一般为输卵管管壁增生，组织细胞增殖形成管壁硬化或者输卵管出现变形、打卷，处于病变状态。按部位分为输卵管近端堵塞、输卵管中段堵塞和远端输卵管堵塞。一般情况患者感觉症状不明显，有一定的隐匿性。在炎症初期或者重症情况下会有发热、腹痛或出现痛经等现象。如果是盆腔炎症造成的输卵管梗阻，严重时会伴有下腹疼痛、腰痛、分泌物增多、性交痛等。通过医院里的一些检测报告，或患者的主诉，可以分清楚疾病的轻重。

治疗：在医院里一般治疗为：

（1）口服中药治疗。大多采用中医中药调理进行治疗，疗效不错；

（2）手术治疗。①输卵管通液术：从月经干净3天后可以进行。抗生素药液经输卵管通液导管注入宫腔，隔日1次，至排卵期前停止治疗。可连续治疗2~3个月。此疗法仍为多数医疗机构所采用，但疗效差，假阳性率高；②常规手术治疗：对病变输卵管行输卵管造口术、粘连分离术、输卵管吻合术、子宫输卵管植入术等。常规手术切口大，术后恢复慢。

中药抗菌剂直肠给药配上花青素，治疗输卵管堵塞，消炎、修复、补肾，简易方便，疗效好。轻度输卵管堵塞，一般半个月可以消除输卵管炎症，炎性分泌物就不会产生，输卵管自然可以疏通；中度输卵管堵塞，需要修复增生肥厚的输卵管壁，一般需要1~2个月的时间进行治疗；重度输卵管堵塞的治疗，那就要看病情的严重程度与患者的配合程度。这样的患者在使用中药抗菌剂时，每天用药过后，可能会持续一段时间的输卵管隐隐作痛。疼痛的原因是，由于用药之后，病灶处部分经脉疏通，部分还没有疏通，因此，气血欲通过病灶区而受阻产生的疼痛，也叫做治疗反应。有些患者不能理解，不敢用药，那就没有办法治疗下去，病症就不可能消除。有些患者能够理解，积极配合，治疗效果就逐渐显示出来，也就是说，每天用药一段时期后，输卵管隐隐作痛的情况就会减轻，直到完全不痛，输卵管就有可能基本畅通了。但是，重度的输卵管堵塞不是都能疏通的，可能一部分患者可以疏通。如果疏通不了，长期下去，有恶变倾向，那就以切除为好。

十一、膀胱炎

病因：膀胱炎是发生在膀胱的炎症，主要由特异性和非特异性细菌感染引起，还有其他特殊类型的膀胱炎。特异性感染指膀胱结核而言。非特异性膀胱炎系大肠杆菌、副大肠杆菌、变形杆菌、绿脓杆菌、粪链球菌和金黄色葡萄球菌所致。

诊断：膀胱炎其临床表现有急性与慢性两种。前者发病突然，排尿时有烧灼感，并在尿道区有疼痛。有时有尿急和严重的尿频。女性多见，严重者常见终末血尿，有肉眼血尿和血块排出。慢性膀胱炎的症状与急性膀胱炎相似，但无高热，症状可持续数周或间歇性发作，患者乏力、消瘦，出现腰腹部及膀胱会阴区不舒适或隐痛。

治疗：在医院，一般以抗生素治疗为主，也有使用微波、理疗等方法进行治疗，但是，不容易彻底治愈，病程也比较长，易复发。

膀胱炎发病原因很多，但是，膀胱炎炎症区属于开放状态，不像前列腺那样包膜坚韧而自成一体，同时，膀胱距离直肠很近，中药抗菌剂渗透扩散很快可以覆盖整个膀胱，药效来得快，既杀细菌又杀病毒，还疏经通络，修复病变细胞，可快速治愈膀胱炎。一般膀胱炎直肠给药10天左右可以治愈。河南焦作一位83岁老太太慢性膀胱炎急性发作。病人口述：排尿时尿道有烧灼痛，尿频，常常伴尿急，严重时类似尿失禁，尿频尿急特别明显，每小时可达3~5次以上，每次尿量不多，甚至只有几滴，有下腹部疼痛。有时候，在卫生间蹲了半天无尿。孩子们把她送进医院，在医院用抗生素治疗7天，没有治愈。出院时医生开了口服中药片剂，说是起着通淋的作用。吃了药就管用，一天不吃就复发，就这样坚持了3个月，没有治愈。自从用上中药抗菌剂，3天就消除了全部症状，用至6天停药，1个月后随访，病情没有复发。

保健：老年人膀胱炎一般与肾虚或身体抵抗力差有关，经常服用花青素，补足肾气，可以增强泌尿系统抵抗力，膀胱不容易感染。

十二、乳腺增生

乳房是女人美丽的象征，也是女性美丽的魔鬼。月经期都会增大，这是生理现象，时间久了，加上心情与环境因素，就会出现乳房肿块，肿块不能及时消除，就形成了乳腺增生，乳腺增生久了就变成乳腺结节。如果结节长期不消除，在纤维上打结就是纤维瘤，在血管上打结就是血管瘤。纤维瘤或血管瘤长到一定程度，组织就会坏死硬化，这就会引发乳腺癌。

病因：

（1）月经不调，气郁血滞，会影响乳房的畅通；

（2）女性不哺乳，乳房代谢不正常，腺体容易堵塞；

（3）受乳罩约束，乳体不能适当运动，也属于不健康原因之一；

（4）现代女性压力过大，精神忧郁，运动较少，容易急躁，情志不畅，造成乳腺郁结。由于上述情况，都会导致乳房疼痛或乳腺增生。

（5）治疗乳房疾病的有效药物不多，服用激素类西药适得其反，不解决根本问题，只能是麻烦越来越大。

诊断：自测乳房有肿块，轻度的增生摸着是软软的肿块，并不很大，没有疼痛的感觉，只是月经来临前隐隐作痛；中度的增生，肿块比较大，肿块有变硬的倾向，平时就会有疼痛或按压时疼痛，月经来临时更痛；重度的增生，肿块时间较久，可能不那么大，但是比较硬，医生检查会诊断为乳腺纤维瘤，平时也不一定会痛，来月经时会疼痛。

治疗：中药抗菌膏剂是一种针对乳腺增生的外用凝胶，涂抹乳头、乳体及疼痛部位，10天解除乳痛或乳房肿块，消除乳腺增生需要多用一段时间或二三个月，一定治疗到下一次生理周期来临，乳房也不再疼痛为止，还要保健和巩固一段时间。总之，乳房一旦疼痛，抹上几天就安然无恙，轻微的乳腺增生属于生理现象，严重的乳腺增生属于病理现象，必须引起重视，进行治疗。

保健：乳房保养要常态化。因为有些乳房肿块因情志不畅所致，即便消除之后，过段时间，心情忧郁，它还会产生，经常使用中药抗菌膏剂保养护理乳房，是乳房保持健康所采取的必不可少的简易方法。同时，改善生活方式，放松心情，多运动，对乳房健康有好处。

十三、精索静脉曲张

精索静脉曲张系指精索的静脉回流受阻、瓣膜功能减退、血液反流而引起血液淤滞，导致蔓状静脉丛扩张、伸长、弯曲。多数人认为精索静脉曲张可以影响精子的发生和精液质量而造成不育，手术治疗后部分人能恢复生育能力。

病因：主要是由于精索静脉血流淤积而引起。由于人的直立姿势影响精索静脉回流；静脉壁及其周围结缔组织薄弱或提睾肌发育不全；静脉瓣膜缺损或关闭不全，故易发生静脉曲张。最近有报道精索静脉曲张与手淫密切相关。左、右侧精索静脉均可分别或同时发生曲张，但以左侧静脉曲张发病率高，其原因为：左侧精索静脉约比右侧长8~10cm，并呈直角进入肾静脉，静脉压力高。

诊断：目前应用较多的较准确的诊断方法是彩色多普勒血流显像。对精液常规检查示精子密度低下，活率，活力低，畸形率高的患者，均建议进行彩色多普勒血流显像仪（CDFI）检查，CDFI可直观，准确地观察精索静脉曲张程度，血流状态，是目前无创、准确的诊断途径。CDFI的临床诊断标准为：

1.临床型精索静脉曲张

平静呼吸下精索静脉丛中至少检测到3支以上的精索静脉，其中1支血管内径>2.0mm或增加腹压时静脉内径明显增大，或作Valsalva实验后静脉血液明显反流；

2.亚临床型精索静脉曲张

精索静脉内经≥1.8mm，平静呼吸不出现血液反流，Valsalva试验出现反流，反流时相≥800ms。

治疗：治疗精索静脉曲张有两种，一种是非手术治疗，另一种是手术治疗。非手术治疗多以药物治疗为主：①七叶皂苷类、黄酮类；②中药活血补肾汤也可以治疗精索静脉曲张及不育症；③中药抗菌剂外抹睾丸表皮及其周围，消炎杀菌，疏经通络，改善血液循环，一天2次，也有较好的效果；④原发性精索静脉曲张无明显症状并有生育能力者，以保护为主，保护方法：穿紧身短裤，若左侧精索静脉曲张严重，最好将短裤左侧裤筒缝上几针，将大腿搂紧，避免左侧睾丸被挤压到库筒之外而下坠，造成血流不畅，加重曲张病情。

原发性精索静脉曲张伴有以下情况者须手术治疗：

（1）有严重症状，经非手术治疗无效者；

（2）有睾丸生精功能障碍，伴有睾丸萎缩，引起不育者；

（3）同时伴有腹股沟疝或鞘膜积液者。

常用手术方法有：经腹股沟精索内静脉结扎术；经腹膜后精索内静脉高位结扎术；精索内静脉–腹壁下静脉吻合术；精索内静脉–大隐静脉吻合术；精索内静脉–旋髂浅静脉吻合术；精索内静脉栓塞术；腹腔镜精索内静脉高位结扎术。精索内静脉手术后精液的改善率可达50%~80%。影响精液改善率和妊娠率的因素很多。年龄愈大、病程越长则睾丸的损害越大。术前精子数目大于每毫升1000万时，术后精液的改善率为85%，妊娠率为70%；如术前精子数目小于每毫升1000万时，术后精液的改善率为35%，妊娠率为27%。无精子症者术后恢复生育的可能性极小。

保健：不能久坐，适量活动，性欲节制。禁烟、酒，忌刺激性食物。

十四、尖锐湿疣

尖锐湿疣又称生殖器疣或性病疣，是一种由人类乳头瘤病毒引起的性传播疾病。潜伏期在3个月左右，短者3周，长者8个月以上，平均为3个月，主要是性活跃人群，以20~30岁为发病高锋，发病很大程度上取决于病毒数量和机体特异性免疫力，临床上表现为尖刺状，表面潮湿，故而得名。

病因：发病前多有不洁性接触史或配偶有感染史。

诊断：男性患者的主诉可有瘙痒，外伤摩擦后出血，以及大的疣体继发感染后有恶臭，尿道内尖锐湿疣通常无症状，但脆性损害可引起血尿，很大的疣体则会引起尿路梗阻，临床常见的损害有丘疹，角化性斑块，乳头样或菜花样赘生物，散在或融合，同一患者常有多种表现，颜色从粉红到灰白色，取决于单个乳头毛细血管的充盈状态，大小不等，质地多数较软，好发部位是冠状沟，包皮，龟头，系带，尿道口，阴茎体，肛周和阴囊，乳头样或菜花样疣主要发生于潮湿部位，如包皮腔，尿道口和肛周，圆形丘疹疣主要位于干燥部位，如阴茎干及有毛的会阴部，颜色可呈肤色或有色素沉着，扁平角化斑块疣无蒂，表面粗糙，略高于皮面，有程度不一的色素沉着，有学者提出明显的棕色或灰色色素沉着提示角化不良，应做活检，膀胱也可出现尖锐湿疣，多数伴发尿道损害，部分患者和使用免疫抑制剂有关。

女性损害常累及从宫颈到肛门所有鳞状上皮覆盖区域的多个部位，呈多中心病变，严重者可累及宫腔，宫颈尖锐湿疣多发生在宫颈移行区内，单发或多发，可融合，有点类似于乳头状上皮增生，但可在半透明的上皮下见到规则的管祥，依靠带放大镜的阴道镜则可以发现约1/3患外阴尖锐湿疣的女性有阴道尖锐湿疣，阴道尖锐湿疣常多发，多见于阴道的上1/3和下1/3部，损害表现为高起，稠密的白色突起，有时呈一凸起无血管分布的角化斑块，阴道尖锐湿疣的特点之一是可自发性消退，特别是在宫颈和外阴的病变治疗之后，外阴尖锐湿疣最常见，一般为柔软、粉红或灰白色，有血管的无蒂赘生物，表面具有多发的指状突起，初发于潮湿和性交摩擦部位，如阴道口，阴唇，尿道口，处女膜，也可扩散到外阴其他部位或肛周，非黏膜区的尖锐湿疣则表现更为角化，类似于寻常疣，女性尖锐湿疣大多数无症状，有时可有瘙痒，疼痛，性交后出血和阴道分泌物增多。

治疗：从理论上讲，尖锐湿疣病毒是在生殖器官及其附近的皮下进行传播形成疣体，如果这个理论确切的话，手术治疗是很难彻底治愈的。目前，医院所谓手术切除就是采用手术器械对疣体烧灼的办法进行消除疣体，疣体没有了就认为治好了，这种说法没有道理。原因是，这种治疗有明显的缺陷，留下了病毒复发的隐患：①疣体烧灼未必能把病毒消除的十分干净，肉眼看不见的小疣体或是不小心遗漏的小疣体的存在，都能引起病情复发；②患者在治疗过程中，病毒仍在皮层下蔓延，感染仍然在进行着，治疗过程中潜伏期病毒仍然存在，仅仅烧灼掉明显的看得见的疣体，不能因此判断病毒不存在了。因此，这是引起尖锐湿疣不容易治愈或容易复发的根本原因；③阴道内、尿道内及内生殖器尖锐湿疣更是难以消除。中药抗菌剂治疗尖锐湿疣就弥补了手术治疗无法断根的缺陷。

中药抗菌剂具有杀灭尖锐湿疣病毒的能力。通过肛门给药，药物通过直肠黏膜渗透，很快覆盖至整个下腹部及内生殖器官，其中包括这些部位对应的皮肤，在药物不断作用下，病毒会被彻底杀死，只要没有患者衣物带来的病毒再次感染，就不会有复发。2016年1月，一个患者自述，可能在宾馆使用了浴巾，感染了尖锐湿疣，自己并不知道，后来，妻子外阴觉得瘙痒，自述长了红点点。就去医院检查，医院确诊为尖锐湿疣。这才知道男的也感染了尖锐湿疣，接着，男的生殖器龟头周围长了很多小丘疹，也很痒，到中医院开了点药水洗洗不管用，夫妻两人开始服用中药，几个月下来不见好转，越来越严重。自从用了中药抗菌剂，通过肛门给药，男的只用了16天，红点点完全消失，再到医院去复查，医生说：好了。女方先发病，治疗在前，用药时间长一些，当男的治好之后，女的外阴也不痒了，红点点也消失了。像这样刚刚发生的尖锐湿疣，如果能用上中药抗菌剂15~30天，一般都会全愈。用中药抗菌剂治好的尖锐湿疣，一般情况下是不容易复发的。两年后回访，尖锐湿疣没有复发。

保健：尖锐湿疣治疗起来比较麻烦，即便是中药抗菌剂治疗，最好在症状消失后，还要用上一段时间的药。同时，还要注意环境卫生。因为这属于皮肤传染性性病，主要通过性接触和被感染的衣物接触进行传播，该病毒在适宜的温度下可能存活15天，所以，在治疗中每天要更换内衣内裤及用具并进行杀菌消毒，治愈后将自己内衣内裤全部扔掉，更换新的，包括接触性用具，杜绝再感染。

十五、HPV病毒及宫颈癌

宫颈癌的发病一般认为与高危型HPV病毒相关。HPV病毒是人类乳头瘤病毒的缩写，是一种乳多空病毒科的乳头瘤空泡病毒A属，是球形DNA病毒感染引起的一种性传播疾病。主要类型为HPV1、2、6、11、16、18、31、33及35型等，HPV16和18型长期感染可能与女性宫颈癌有关。该病毒主要感染区域有人类表皮和黏膜鳞状上皮，至今已分离出130多种，该病毒只侵犯人类，对其他动物无致病性。

不同的HPV病毒型别引起不同的临床表现，根据侵犯的组织部位不同可分为以下几型：

（1）皮肤低危型：包括HPV-1、2、3、4、7、10、12、15等，与寻常疣、扁平疣、跖疣等相关；

（2）皮肤高危型：包括HPV-5、8、14、17、20、36、38与疣状表皮发育不良有关，其他可能与HPV感染有关的恶性肿瘤包括：外阴癌、阴茎癌、肛门癌、前列腺癌、膀胱癌；

（3）黏膜低危型：如HPV-6、11、13、32、34、40、42、43、44、53、54等，感染生殖器、肛门、口咽部、食道黏膜；

（4）黏膜高危型：HPV-16、18、30、31、33、35、39与宫颈癌、直肠癌、口腔癌、扁桃体癌等有关。

HPV感染途径有以下几种。

（1）性传播途径；

（2）密切接触；

（3）间接接触：通过接触感染者的衣物、生活用品、用具等；

（4）医源性感染：医务人员在治疗护理时防护不好，造成自身感染或通过医务人员传给患者；

（5）母婴传播：是由婴儿通过孕妇产道的密切接触。

治疗：在医院，有多种治疗方法：局部外用药物治疗、激光物理治疗、外科手术治疗、局部注射、全身注射、中药治疗等，也都是进行疾病控制而已，很难除根。

国际上目前已经有预防性的四价疫苗（HPV6，11，16，18）等可以预防这四种病毒类型感染，因为大部分宫颈癌的感染类型是16，18型，所以可以减少大部分的宫颈癌发生，有些研究表明对其他型也有一定的保护力。但对于已经感染的人预防疫苗没有作用。

专家表示，即使感染了HPV病毒，绝大部分女性也不会患宫颈癌，因为，每个健康女性体内都有一定的免疫力。研究证实，感染HPV病毒后，大多数女性的免疫系统可以把进入体内的HPV病毒清除。只有少数女性由于无法消灭进入体内的HPV病毒，造成HPV病毒持续感染，才有可能引起宫颈癌前病变。其中有部分患者会进一步发展成为宫颈癌，这一过程约在5~10年左右。据统计，在复旦大学附属妇产科医院宫颈疾病诊疗中心，总共筛查发现宫颈癌前病变2640例，其中110例为微小浸润癌。宫颈微小型浸润癌是指只能在显微镜下检出而临床难以发现的临床前宫颈癌。

　　中药抗菌剂抑制并杀死HPV病毒，已经有许多的临床观察。早在几年前，中药抗菌剂治疗宫颈糜烂，许多患者在反馈情况时反映，用了中药抗菌剂二三个月，到医院去检查，宫颈糜烂治好了，结果，HPV病毒阳性也转阴性了，说明，抗菌剂杀死或抑制HVP病毒有较好的疗效。曾有报道称，宫颈糜烂容易引起HPV病毒感染；还有报道称，HPV病毒容易造成宫颈糜烂，总之，宫颈糜烂与HPV病毒有密切关联，从这一点上可以推断，既然，中药抗菌剂能够治愈重度宫颈糜烂，那么，中药抗菌剂也可以杀死HPV病毒。由于宫颈糜烂携带的HPV病毒多数为高危型HPV病毒，所以，中药抗菌剂治愈宫颈糜烂是预防宫颈癌的有效办法。其实，在研究探讨这一问题时，HPV病毒与宫颈癌到底什么关系？有多大的关系？科学研究并未有明确的结论，只是说有关联性，这只是一种判断，那么，都属于生殖系统器官癌症，乳腺癌与那种病毒有关呢？前列腺癌与那种病毒有关呢？也有专家认为：宫颈感染HPV病毒并非一定引发宫颈癌，这又作何种解释呢？不好解释。换一种思考，人体所有癌症，绝大多数癌症与慢性炎症有关，比如：胃癌、肝癌、鼻癌、前列腺癌等，无一不是由慢性炎症迁延不愈最终引发癌变，并非与某种病毒有关，如果与某种病毒有关，那么，癌症就比较容易预防了。宫颈癌也是一样，由于宫颈长期处于慢性炎症的伤害之中，局部组织经络不通，气血不畅，营养不足，细胞得不到人体免疫系统的正常维护，不能正常代谢或不能正常分裂、细胞处于濒临坏死状态，细胞在不能正常代谢过程中，可能出现遗传畸变，癌细胞就是这种细胞畸变的产物。这种异常畸变是细胞以异常的生存模式在机体内异常发展，致使正常细胞或组织受到伤害。如果这个推断确立的话，宫颈长期炎症，久治不愈，可能是宫颈癌发病的主要原因，并非某种病毒直接或间接的作用产生了癌细胞。因此，消除宫颈炎是治疗宫颈癌的首要选择，反过来说，如果宫颈炎不复存在，宫颈处于健康状态，哪里来的宫颈癌呢？

抗菌剂治疗HPV病毒的用法用量：小型抗菌剂4g一支，1天1支，一个月为一疗程，一般二至三个疗程。注意事项：每次用药前，用冲洗器温开水冲洗阴道，排除污物后再进行上药。

保健：预防HPV病毒感染，预防宫颈癌，最有效的办法，就是避免发生宫颈炎，避免宫颈炎最好的办法就是一旦有不舒服的时候，就使用小型抗菌凝胶，阴道给药，用上几支，症状消失了，就没有问题了。

十六、阳痿早泄

阳痿是肾脏阳气不足引起的勃起困难，勃起时间不持久，或举而不坚；早泄为性交时间不长就出现无法控制的射精。

如何调理阳痿？阳痿明显是肾虚，就需要补肾，这里的补肾，涉及到补肾阴还是补肾阳问题，什么是肾阴，我认为，物质的东西为阴，比如说黑色食物入肾，这就是补肾阴，肾阳是因肾阴充足而升阳，即肾阳。也就是说，人体自身激素生成的速度比较快，取之不竭，肾阴就充足，阳气也就会充足。肾阴是基础，肾阳是高度，因此，没有肾阴，就不会有肾阳。补肾阴，永远不会补过。那么，补肾阳会补过。比如，服用快速壮阳药物，多为激素成分，或合成激素或动植物激素，人体补充了外来的激素，虽然激素水平暂时升高，阳气暂时充足，但不持久，停下了药物，就会感觉不如以前，所以，壮阳药物会伤害肾阴，使人透支，造成阳痿。人年纪大了，自身激素水平下降，肾阴虚随之而来，或者，年轻人肾精耗损过大，肾阴虚也不约而至，这些都需要从加强自身营养着手，补足肾阴，肾阳也能有所依靠，勃起就有了硬度，这也会减少早泄的发生。补肾阴，主要从食物中来，比如，食用深色食物花青素等。那么，人体衰老过程中，阳气不足，也会出现阳痿，在肾阴充足的情况下，补充壮阳物质也是可以的，比如，服用一些壮阳类保健品，适可而止，不可过分，不会伤及身体的。

　　如何调理早泄？什么是早泄？早泄就是在性交时无法控制的过早的射精行为。早泄多数也是肾虚引起，肾脏功能虚弱，在神经系统表现为神经细胞传导紊乱，植物神经失去平衡机制，性神经亢奋不能受到抑制出现了早泄。古人把这种行为叫做早泄，是很形象的比喻。泄，即开闸放水的意思，如同泄洪一样。正常的性交，男性是可以把控射精时间的，早泄，是男人在性交时不由自主的射精，也叫滑精。应该说，性交不足三分钟，都应该叫严重的早泄。引起早泄的原因有很多，其中有：手淫过频、神经疾病、前列腺炎、心理问题、不良环境等。

早泄有两种情况：一种是情绪引起的早泄，属于偶发行为，不属于疾病；一种是疾病引起的早泄，每次都会出现早泄现象。第一种是属于情绪原因，缺乏经验，缺乏技巧，可以通过调理心态改善症状；第二种早泄是要进行治疗的，是疾病。先说第一种，比如，在性交前，等待时间过久，情绪紧张焦虑，性神经过于兴奋，出现一触即发现象，形成早泄，这个就不能称为疾病。这种情况需要把控情绪，阳光心态，事态可能就会好一些；还有一种情况，夫妻长时间没有同房，第一次同房可能会出现时间不长就射精，这种情况应该也属正常现象。早泄原因很多，找到原因，从源头开始调理，不良习惯改掉了，疾病治好了，上述情况就改善了。比较难以调整的就是植物神经功能紊乱形成的早泄，调整起来比较麻烦。人在年轻的时候，加班熬夜是常事，加上性格比较内向，不够豁达，有事放不下，内心压抑也不愿意发泄，自己给自己无辜增加了很大压力，久而久之，失眠、多梦、神经衰弱，这时候会服用大量的安定片，服用安定片过多，服用时间过长，可能造成很多方面的功能性紊乱。同时，年轻人性欲活跃，不当性行为，手淫频繁等，使大脑神经细胞受到伤害，必然出现严重的肾虚，造成早泄。

调整方法：

（1）注意劳逸结合，不要给自己增加太大的心理压力，参加适当的娱乐活动，放松心情；

（2）改变不良的性行为，将性生活纳入正常轨道，合情、合理、合法，消除心理障碍，缓解心理压力，保持性行为的阳光心态；

（3）补肾，通过营养食品补益身体，也可以服用一些保健产品，比如：养元黑，这是一款以黑豆、黑米、黑芝麻、黑桑椹等食材制作的补益产品；

（4）针对自身状况，适当运用中药调理、艾灸升阳、按摩健体等方法，升阳固涩，加强活动，保持健康体魄；

（5）多与性伴侣探讨性生活的质量与体会，寻求共同点、切合点，融合感情。

总之，男人有男人的不同，女人有女人的特点，善于沟通，心情舒畅，以情感满足为目的。早泄是可以治愈的。

十七、生殖健康与内脏运动

生殖系统健康管理重在管理，前边谈到的都是运用药物进行管理，这里向大家介绍一种以内脏运动的方法进行生殖系统健康的管理。人们一提到锻炼身体就想到跑步、打球等，当然，这些锻炼有益于身体健康，是一种简单的锻炼。这些锻炼重在锻炼肌肉和筋骨，然而，肌肉和筋骨很少得病，得病的多数是内脏器官。内脏运动是以内脏健康为出发点的简易的气功运动。

中国气功流派可分为道家功、儒家功、佛家功、医家功和武术五大派别。以练功的动静划分，可分为静、动功，一般认为太极拳就是一种动功；以练功的姿势分，可分为卧功、坐功、站功与活步功。以练功的手段分，可分侧重意念锻炼的意守功、侧重呼吸锻炼的呼吸功、侧重姿势锻炼的调身功。

内脏运动属于呼吸功一类，根据功法的不同层次可分为四种形式：

1.蹲式内脏运动

一般为空腹状态，蹲着或坐在小登上双手抱住膝盖，控制胸部不动即不扩张，用力进行深呼吸即腹式呼吸。肺部吸气尽量充足到极致，胸部膈肌下压腹部器官，获得内脏运动，同时，将腹腔血液压迫至身体周边及大脑，然后，慢慢呼出肺气，身体外围血液回流腹部，内脏器官归位，形成循环，促使全身血液快速流动。要领：呼气、吸气慢而长，意守丹田，想象气从丹田出入，其目的是让你调息调神，形神安静。在呼气结束或吸气结束时略有停顿二三秒，确保血液有足够的动力及时间进行血液循环，反复进行15~30分钟。平时，只要不是餐后，在你身心疲惫时做上几分钟，你会顿时轻松很多。这是最基本的功法，可以调气、调息、调神，以达到增强人体免疫功能，对于各种慢性疾病的康复十分有益；

2. 卧式内脏运动

早晨起床前，空腹侧卧在床上，收腿，身体形成"5"字形，全身放松，第一步：将肺中的气体排尽后闭气，即不准气体进入肺部，肺部形成无气状态；第二步，进行扩、放胸运动，即胸部不停地扩和不停地放，致使腹腔内胃与肠道上下联动，即内脏运动。胸部不停扩、放，几秒钟后，打开呼吸道，深深吸入一口空气，连续吸入两口气之后，继续上述动作。连续几次后，有点累了，再反转侧卧，用同样的方法，进行内脏运动。侧卧做完后，面朝上躺着，收起腿，同样的办法，进行仰卧内脏运动，一般总时间15~30分钟即可，开始锻炼阶段5分钟即可，循序渐进；

3. 立式内脏运动

空腹站着进行内脏运动，这个是锻炼到一定时候进行的稍高层次的内脏运动。用同样的闭气方式，将腹部器官上提或下放，不停的胸部扩、放运动，一般5~10分钟为宜，开始不能用力过大，以免拉伤内脏某些部位，循序渐进；

4.提肾内脏运动

空腹站着进行的高层次内脏运动，和站着内脏运动动作要领一样，只是提气时提的高度不一样，高层次内脏运动可以将腹部器官全部藏匿在胸腔内，下腹部看上去是空空的，只看到狭长的腰部和两颗肾脏被拉动并突起，隔着肚皮，可以隐约看到。这样高层次内脏运动，属于专业气功师修炼表演时进行的，一般人不必为之。前三种足以强身健体，任选一种锻炼即可，任何事情，只有长期坚持才能见效。这里需要提示一下，第一种功法，做完之后，不需要收功即可，后三种功法做完之后一般需要收功。收功的要领：两脚与肩同宽站立，做跑步姿势，但是，脚步不动，两肘向后捣，促使腹部左右摆动，使可能出现的内脏各器官之间状态的紊乱恢复原位。一般30秒钟即可。上述四种形式，对于初学者来说一般建议使用第一种或第二种形式。

内脏运动健身的原理：

（1）内脏运动增强生殖器官健康。生殖系统疾病一般与缺乏活动有关，内脏运动就弥补了因缺乏运动气郁血滞形成的生殖器官疾病。男性因缺乏运动或久坐会出现前列腺炎、痔疮等，内脏运动会带动内生殖器官运动，增强内生殖器官的抗病能力；女性也一样，许多盆腔炎、盆腔积液、子宫肌瘤、结肠炎、乳腺炎等均与缺乏运动、情志抑郁、气血不畅有关，如果能够坚持常年的内脏运动，气血畅通，女性生殖系统就不会出现严重的疾病；

（2）内脏运动增强内脏血液循环。中老年人，内脏松弛下垂，因而，压迫下腹部生殖器官，容易出现生殖器官疾病，内脏运动促使内生殖器官血液循环，可改善因压迫引起的生殖系统疾病，具有康复意义；

（3）内脏运动具有全面调节内脏阴阳平衡的作用。按照中医理论：动则为阳，静则为阴。内脏运动时身体是静止的、内脏是运动的，静中有动，动静结合，内脏运动会处于阴阳平衡的运动之中，所以，内脏运动是调节内脏阴阳平衡的运动。许多疾病是因为内脏器官阴阳失衡所致，内脏运动调节内脏阴阳平衡，内脏阴阳平衡，人体就健康，生殖系统就健康。内脏阴阳不平衡，人体就不健康，生殖系统就不健康，身体就会出毛病。因此，内脏运动对于体弱多病或癌症患者来讲更有必要，它是快速提高人体免疫力或抗癌的辅助措施；

（4）内脏运动有助生殖系统保健作用。夫妻同房过后，进行适当的内脏运动，可以放松由于生殖器官过于紧张造成的器官劳累以及缓解气血的瘀滞，对生殖器官有保健作用；

（5）内脏运动调节人体植物神经功能。内脏运动时，全面刺激植物神经，促使血流加快，改善大脑供血供氧，加上脏腑疲劳，有强制性安眠作用，有可能进入下一轮睡眠。因此，内脏运动有效改善植物神经功能，对于神经衰弱患者来说，在不能入睡的时候，进行内脏运动，是改善睡眠的一种立竿见影的好办法；

（6）内脏运动具有辅助治疗作用。内脏运动无疑可以促使肠道蠕动，有效地改善各种原因引起的便秘症状；对于胃肠道炎症如：结肠炎、胃炎、直肠炎等具有辅助治疗作用；对于希望瘦身的朋友来讲，只要适量控制饮食，加之内脏运动，是瘦身健体的最佳选择，不会出现因过分节食或服用减肥药对人体造成的伤害。总之，生殖系统疾病在治疗中配合内脏运动会提速增效，尤其对于严重的慢性炎症或已经病变的组织细胞的康复是一种难得的积极的辅助治疗方案。

当然，内脏运动不能解决医学上的所有问题，已经产生疾病的患者，还是需要进行积极的治疗，内脏运动只是辅助而已。同时，积极参加户外活动，接受阳光的沐浴，促使人体阳气的旺盛即抗病能力，这是获得健康所必要的。一切生命的活力都来源于阳光的照射，一切健康也来源于阳光，缺乏阳光的照射我们会变得体弱多病。不要听信一些防晒产品商家的恶意宣传，受到紫外线的照射就会患皮肤癌等等，完全是商业炒作，缺乏普遍意义，生活在热带的农民有多少患皮肤癌的呢？相反，他们的皮肤都很健康，一些缺乏阳光照射的人，皮肤反而会滋生一些毛病。

注意事项：内脏运动气功为早晨空腹，或是在餐后两小时进行，刚吃过饭不适合练习。练功开始阶段，循序渐进，不可用力过猛，以免造成拉扯性伤害。不过，内脏运动一般情况下是安全的，自身可控。它不是意念功，容易走火入魔。所以，放心练习，只是不要操之过急。建议开始阶段不要进行第三种、第四种方法锻炼，尤其不要进行第四种方法锻炼。如果是年轻人，想进行第三种方法练功，也要等一段时间之后，稳步推进。若想进行第四种锻炼，需要在专业气功师的指导下进行，否则，不可为之。

内脏运动可能出现的风险：有肾结石、尿道结石的朋友要有心理准备，可能由于内脏运动引发结石脱落，小则随尿流排出体外，大则会卡在尿道中间发生剧烈疼痛，这时不必惊慌，尽快到医院就诊即可。从理论上讲，内脏运动可促使排尿排毒，不易形成结石，但是，已经形成结石，才开始练功者，就难免会引起结石脱落，这属于正常现象。结石脱落排出后，继续练功，就不再容易形成结石。

中药抗菌剂治疗宫颈糜烂临床报告

白素丽

目的：观察妇康宝治疗宫颈炎预防宫颈癌的临床效果。方法：从2010年3月31日至2011年4月1日选择宫颈炎患者使用妇康宝凝胶，每例隔日1次，每次阴道内推注1支，以阴道分泌物由多到少呈白色透明状，异位的宫颈黏膜复原光滑无触血为痊愈，结果：112例宫颈炎患者（其中宫颈一度糜烂39例，二度糜烂33例，宫颈三度糜烂15例，宫颈肥大糜烂触血25例），105例痊愈，具体为：用至18天，宫颈一度糜烂39例，宫颈二度糜烂3例，宫颈肥大糜烂触血5例痊愈；用至36天，宫颈二度糜烂24例，宫颈肥大糜烂触血11例痊愈；用至54天，宫颈二度糜烂7例，宫颈三度糜烂5例，宫颈肥大糜烂触血2例痊愈；用至72天，宫颈三度糜烂7例，宫颈肥大糜烂触血2例痊愈；其余宫颈三度糜烂3例，宫颈肥大糜烂触血4例共7例用至54天均有明显好转，后因故不能坚持治疗自动放弃观察。

结论：妇康宝凝胶治疗宫颈炎总有效率为100%，治愈率95%以上，确具有强力消炎、杀菌、解毒、修复、祛腐、生肌功用，是治疗宫颈炎，阻止生殖系统感染，预防宫颈炎宫颈癌发生的有效方法，有利于降低女性宫颈癌的发病率和死亡率。

开展女性健康教育，积极预防和治疗女性生殖系统疾病，重视预防HPV感染性疾病、宫颈肥大、宫颈糜烂，正确使用冷冻、激光、微波、电灼术和利普刀。为减少对宫颈不合理的灼烧刺激，彻底杀灭生殖道细菌、霉菌、淋菌、原虫、病毒，侧重早发现、早预防、早治疗。推广简单、经济、实用、无痛苦又治本的中药或植物萃取制品，如妇康宝凝胶，具有消炎、杀菌、解毒、通络、祛腐、生肌、滋养、修复的功效，能防治阴道炎、宫颈肥大、宫颈糜烂等妇科疾病，降低宫颈癌发病率及死亡率。

（作者单位：河南巩义市妇幼保健院妇产科主任医师）

附件二

中药抗菌剂治疗前列腺增生临床报告

梁勋厂

目的：观察中药抗菌剂治疗前列腺炎、前列腺增生的临床效果。方法：从2016年12月31日至2017年12月31日，选择来自全国各地的前列腺炎、前列腺增生患者55例，使用中药抗菌剂进行治疗，抗菌剂每支凝胶15g，直肠推注，每晚一次，30天一个疗程。前列腺炎以炎性症状完全消失，检测指标正常为痊愈；前列腺增生以尿路畅通，功能正常，夜尿恢复到一晚上一至二次为痊愈；前列腺炎合并前列腺增生以检测正常，尿路畅通为痊愈。结果：55例中，治愈51例，其余4例有较大改善或自愿放弃。

前列腺炎18例，病程3个月的8例，病程达1年的5例，病程达3年或以上的5例。基本症状：会阴潮湿，小腹坠胀，尿急尿痛，严重者血尿，血精。年龄在22~45岁，病程3个月的8例中，6天治愈的3例，10天治愈的3例，15天治愈的2例；病程1年的5例中，15天治愈的3例，30天治愈的2例；病程3年或以上的5例中，15天治愈的3例，30天治愈的1例，剩下1例60天后症状基本消失，偶有反复。

前列腺增生25例，病程3年的13例，病程6年的10例，病程30年的2例。基本症状：尿等待，尿潴留，尿线细，尿梗阻，尿失禁。年龄在60岁至85岁。病程3年的13例中，30天治愈

1例，60天治愈9例，90天治愈2例，其中1例中途放弃，未能治愈；病程6年的10例中，60天治愈的6例，90天治愈的3例，120天治愈1例；病程30年的2例中，90天治愈的1例，120天治愈的1例。

前列腺炎合并前列腺增生12例，病程1年的8例，病程3年的2例，病程5年的2例。基本症状：尿路不畅，会阴潮湿，下腹坠胀。年龄28~45岁。病程1年的8例中，30天治愈的6例，45天治愈的2例；病程3年的2例中，60天治愈1例，其中1例放弃；病程5年的2例中，90天治愈的1例，90天后未能痊愈的1例，暂时放弃。

结果：中药抗菌剂直肠给药治疗前列腺病疗效确切，对于各种原因引起的炎症或增生，通过强力的抗炎除病、疏经通络、修复组织、再生细胞等，基本上可以使前列腺功能恢复正常；对于前列腺增生的三个指标，一般都会有一个或二个指标缩小，缩小的直径范围一般在0.5~1.0cm左右。总有效率100%，治愈率90%以上。

结论：前列腺病是多发病常见病，运用中药抗菌剂进行治疗，简单方便，无副作用，解决了西医西药在治疗前列腺病方面面临的困扰，使前列腺病一经发生便可以得到及时治愈，对于保护前列腺及生殖健康具有十分重要的意义，同时，提高生活品质，可有效预防前列腺癌的发生。

（作者单位：华中科技大学同济医学院）

案例一　中药抗菌剂治疗宫颈糜烂案例

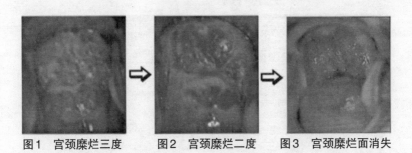

图1　宫颈糜烂三度　　　图2　宫颈糜烂二度　　　图3　宫颈糜烂面消失

案例二　中药抗菌剂治疗宫颈息肉案例

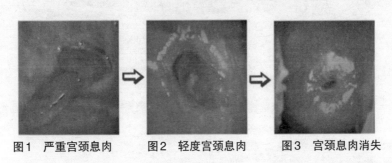

图1　严重宫颈息肉　　　图2　轻度宫颈息肉　　　图3　宫颈息肉消失

案例三　中药抗菌剂治疗HPV感染案例

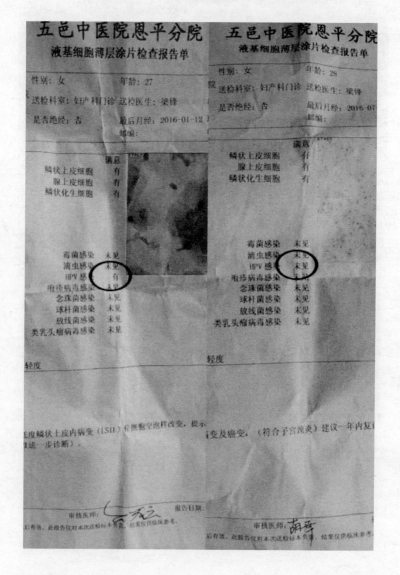

案例四　中药抗菌剂治疗前列腺肥大案例

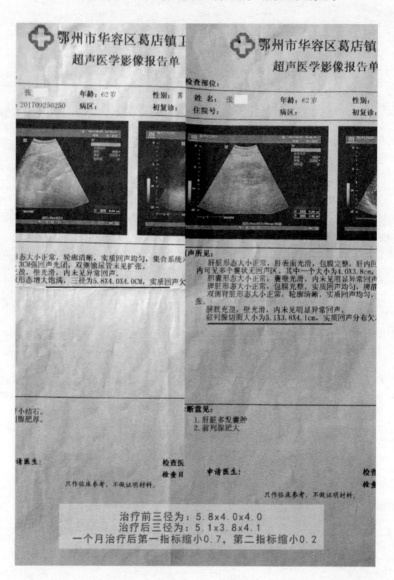

鄂州市华容区葛店镇工
超声医学影像报告单

鄂州市华容区葛店镇
超声医学影像报告单

检查部位：

张　　　　年龄：62岁　　性别：男
姓名：张　　　年龄：62岁　　性别：
201709250250　病区：　　初复诊：
住院号：　　病区：　　初复诊：

声所见：
态大小正常，轮廓清断，实质回声均匀，集合系统　肝脏形态大小正常，肝表面光滑，包膜完整，肝内巨
.3CM强回声光团，双侧输尿管未见扩张。　内可见多个囊状无回声区，其中一个大小为4.0X3.8cm，
，壁光滑，内未见异常回声。　胆囊形态大小正常，囊壁光滑，内未见明显异常回声回声
形态增大饱满，三径为5.8X4.0X4.0CM，实质回声欠　胰脏形态大小正常，包膜光整，实质回声均匀，脾静
双侧肾脏形态大小正常，轮廓清断，实质回声均匀，
张。
膀胱充盈，壁光滑，内未见明显异常回声。
前列腺切面大小为5.1X3.8X4.1cm，实质回声分布欠

小结石。
腺肥厚。

断意见：
1. 肝脏多发囊肿
2. 前列腺肥大

请医生　　　　　　　检查医
　　　　　　检查日
申请医生：　　　　　检查
　　　　　　检查
只作临床参考，不做证明材料。
只作临床参考，不做证明材料。

治疗前三径为：5.8x4.0x4.0
治疗后三径为：5.1x3.8x4.1
一个月治疗后第一指标缩小0.7，第二指标缩小0.2

案例五　中药抗菌剂治疗前列腺肥大案例

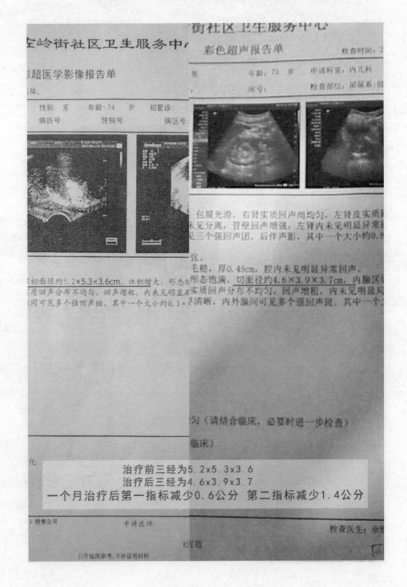

治疗前三经为5.2×5.3×3.6
治疗后三经为4.6×3.9×3.7
一个月治疗后第一指标减少0.6公分　第二指标减少1.4公分